AF551055

Barbara Simonsohn · Ashwagandha

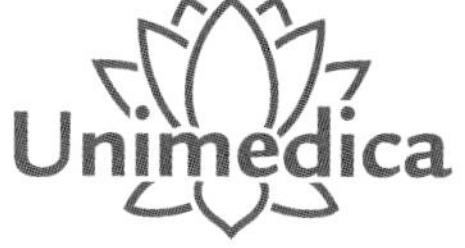

Barbara Simonsohn

ASHWAGANDHA

Wirkung und Anwendung
einer uralten Heilwurzel

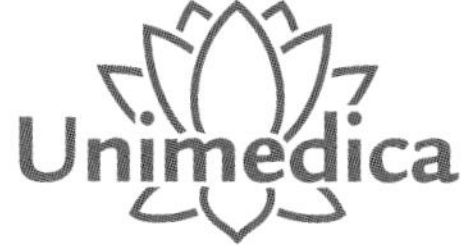

IMPRESSUM

Barbara Simonsohn
Ashwagandha
Wirkung und Anwendung einer uralten Heilwurzel
1. deutsche Auflage, 2024
ISBN: 978-3-96257-334-8
© 2024, Narayana Verlag GmbH
Satz: Buch&media GmbH, München
Coverdesign: Madita Fricker

Unimedica im Narayana Verlag GmbH,
Blumenplatz 2, D-79400 Kandern
Tel.: +49 7626 974 970-0, E-Mail: info@unimedica.de
www.unimedica.de

Alle Rechte vorbehalten. Ohne schriftliche Genehmigung des Verlags darf kein Teil dieses Buches in irgendeiner Form – mechanisch, elektronisch, fotografisch – reproduziert, vervielfältigt, übersetzt oder gespeichert werden, mit Ausnahme kurzer Passagen für Buchbesprechungen.
Sofern eingetragene Warenzeichen, Handelsnamen und Gebrauchsnamen verwendet werden, gelten die entsprechenden Schutzbestimmungen (auch wenn diese nicht als solche gekennzeichnet sind).

Anmerkungen des Verlags:
Die Empfehlungen in diesem Buch wurden von Autorin und Verlag nach bestem Wissen erarbeitet und überprüft. Dennoch kann eine Garantie nicht übernommen werden. Weder die Autorin noch der Verlag können für eventuelle Nachteile oder Schäden, die aus den im Buch gegebenen Hinweisen resultieren, eine Haftung übernehmen.
Der Verlag schließt im Rahmen des rechtlich Zulässigen jede Haftung für die Inhalte externer Links aus. Für Inhalte, Richtigkeit, Genauigkeit, Vollständigkeit, Qualität und/oder Verwendbarkeit der dargestellten Informationen auf den verlinkten Seiten sind ausschließlich deren Betreiber verantwortlich.

Die Gleichberechtigung aller Geschlechteridentitäten ist in unserem Unternehmen eine Selbstverständlichkeit. Wir sehen daher davon ab, diese Haltung auch in unseren Publikationen zu betonen, und verzichten zugunsten des Leseflusses auf Mehrfachnennungen, um einzelne Geschlechter ansprechen. Mit der Verwendung des generischen Maskulinums als neutrale, klassische Schreibweise sind alle Identitäten gemeint.

INHALT

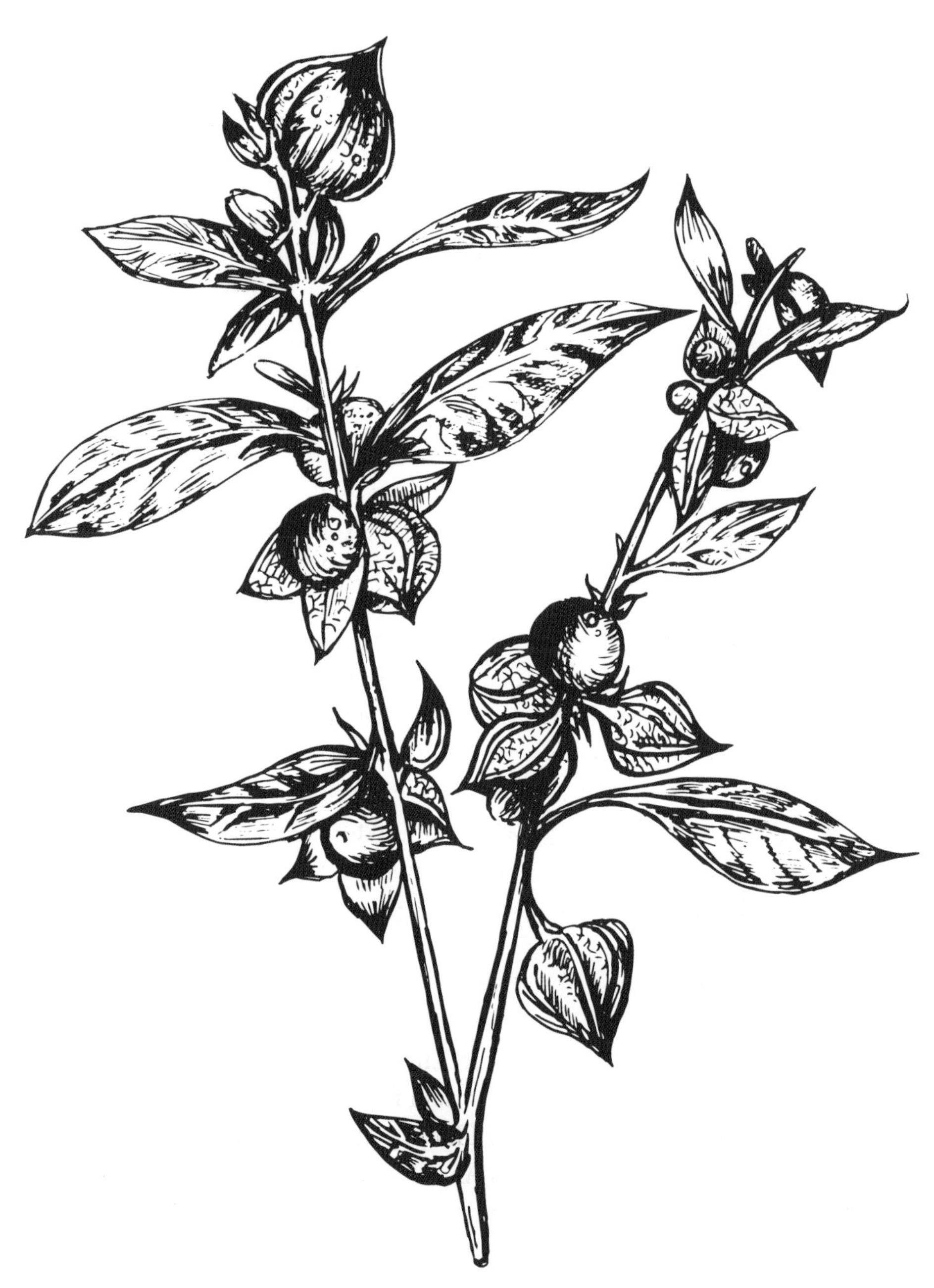

EINLEITUNG

Sie haben noch nie von Ashwagandha gehört? Damit sind Sie in guter Gesellschaft. Ich schätze, dass es 99 Prozent der Deutschen, Schweizer und Österreicher genauso geht. Die meisten denken eher an einen orientalischen Mädchennamen als an eine potente Heilpflanze. Das Buch, das Sie in den Händen halten, soll diese Wissenslücke schließen. Auch wenn sich der Konsum der exotischen Heilpflanze hierzulande noch in Grenzen hält, gehört Ashwagandha inzwischen zu den 32 medizinisch aktiven Pflanzen, die weltweit am stärksten nachgefragt sind. Pro Jahr könnten theoretisch 12 000 Tonnen davon verkauft werden. Dieser enorm großen globalen Nachfrage nach den wirksamen Inhaltsstoffen der Pflanze – den Withanoliden – steht jedoch nur ein Angebot von etwa 6000 Tonnen gegenüber.[1] Die Nachfrage auch bei uns hier in Europa steigt und steigt.

Von den etwa 18 000 Blühpflanzen auf unserem Planeten sind immerhin 44 Prozent aufgrund ihrer Phytochemikalien von medizinischer Bedeutung.[2] Pflanzen – insbesondere die Heilpflanzen mit der Untergruppe der Adaptogene – können in meinen Augen mehr als uns nur körperliche Gesundheit schenken. Sie sind auf der Erde, um als Beispiele für die Liebe unseres Schöpfers zu dienen. Im 19. Jahrhundert stammten beispielsweise noch 70 Prozent der im Arzneimittelbuch Großbritanniens verzeichneten pflanzlichen Heilmittel aus dem fernen Indien.[3] Kein Wunder, sind doch Heilpflanzen der Hauptbestandteil im Arsenal der Behandlungsmöglichkeiten des Ayurveda, einer aus Indien stammenden uralten, ganzheitlichen und ursächlichen Gesundheitslehre. Mehr als 2000 Pflanzen finden dort für Prophylaxe und

Therapie Verwendung, und Ashwagandha sticht als eines der wenigen Adaptogene mit Anti-Stresswirkung und als einzigartiges Verjüngungsmittel daraus hervor.

Wir leben in Zeiten globaler Krisen, die sich sogar überlagern. Erst Pandemie, dann Krieg in der Ukraine und Energiekrise, eine ungewohnt hohe Inflation, und der Klimawandel schwebt als Bedrohung seit Jahrzehnten über uns und gefährdet ein lebenswertes Leben für unsere Kinder und Kindeskinder. Hinzu kommen Doppel- und Dreifachbelastung, mobbende Arbeitskollegen oder Chefs, vielleicht eine wenig sinnvolle Tätigkeit und entweder Beziehungsstress oder Stress durch Einsamkeit. Chronischer Stress aber ist ein Vitalstoffräuber, schwächt unser Immunsystem und macht auf Dauer krank. Vitalstoffarme Lebensmittel und Genussmittel verschärfen das Problem. Unser Gehirn leidet, psychische Störungen und immer früher einsetzende neurodegenerative Erkrankungen wie Demenz, aber auch Schlafstörungen sind im Vormarsch. Unser Gehirn ist eine Hochleistungsmaschine und braucht vitalstoffreiche Nahrung, um optimal funktionieren zu können. Viele fühlen sich in einer Abwärtsspirale von Stress und Krankheit gefangen.

Was, wenn es ein Mittel gäbe, das uns resilienter macht? Mit dem wir den Herausforderungen des Lebens gegenüber widerstandsfähiger werden? Das uns auf körperlicher und seelischer Ebene ermöglicht, sich gegenüber allen Bewährungsproben gewappnet zu fühlen? Ein Mittel, das mein Immunsystem stärkt und mir heitere Gelassenheit schenkt? Mich zurück ins Gleichgewicht bringt – *back to balance*?

Was zu schön klingt, um wahr zu sein: Mit Ashwagandha gibt es ein solches Mittel. Die Breite der Anwendungsmöglichkeiten ist schier unerschöpflich. Nebenwirkungen sind unbekannt, die Heilpflanze ist seit Jahrtausenden erprobt. Mit Ashwagandha steht uns ein intelligentes Superfood zur Verfügung für alle Eventualitäten des Lebens. Lassen Sie sich überraschen. Wenn

Sie Ashwagandha einnehmen, kann es sein, dass Sie sich fühlen, als regne der endlich ersehnte Sommerregen auf ein ausgedörrtes Stück Land. Der Mensch – Sie! – blüht auf. Kultivieren Sie die Art von Gesundheit, die Sie aufblühen lässt. Ihr Leben als eine Reise des Wandels und des gesunden Wachsens wird vielleicht nicht nur um Jahre verlängert, sondern Ihren Jahren wird auch mehr Leben gegeben.

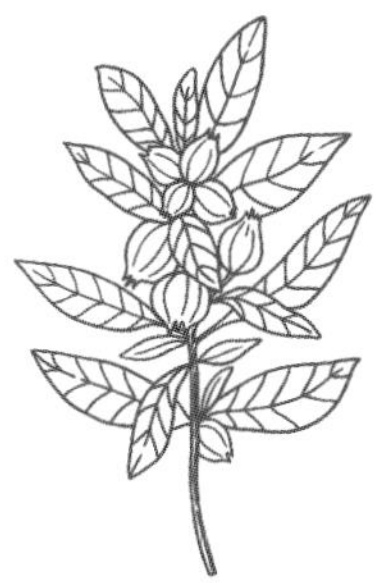

ASHWAGANDHA – EIN ADAPTOGEN FÜR UNSERE ZEIT

Vielleicht kennen Sie den Begriff *Adaptogen* noch nicht. Ich habe ihn erstmals in dem Buch von Bodo Baginski und Shalila Sharamon über die Shisandra-Beere kennengelernt. Diese Frucht soll Körper und Geist in Balance bringen und alle ihre Funktionen optimieren. Aber was steckt eigentlich genau hinter diesem Begriff?

Der Hintergrund: chronischer Stress und Stimulanzien

Viele Menschen sind in bewegten Zeiten wie der unseren erschöpft, einige landen sogar im Burn-out. Gesamtgesellschaftlich scheint der Krisenmodus nicht aufzuhören: jahrelang Corona, dann der Ukraine-Krieg, Inflation, Klima- und Energiekrise. Der Stress durch Mehrfachbelastung, sinnentleerte Tätigkeiten und am Arbeitsplatz kommt hinzu. Zeitdruck und Informationsüberfluss tragen zur Stressbelastung bei, Chemikalien in der Luft, im Trinkwasser und in Nahrungsmitteln sowie Belastungen durch Elektrosmog tun ihr Übriges. Stress ist für fünfzig bis sechzig Prozent der krankheitsbedingten Arbeitsunfälle verantwortlich.[4] Fast jede Erkrankung hängt direkt oder indirekt mit Stress zusammen, ob es sich um Erkältungen, Herzprobleme oder Krebs handelt.

Fühlen sich Menschen müde und erschöpft, nehmen sie oft Stimulanzien wie Kaffee, Cappucchino oder Energy Drinks zu sich, um weiter zu Höchstleistungen in der Lage zu sein. Das ist aber eine Art von natürlichem Doping. Es ist so, als wenn man einem müden Gaul die Peitsche gibt: Das Pferd läuft zwar schneller, bricht aber vielleicht schon in der Zielgeraden zusammen. *Rien ne va plus*, nichts geht mehr. Es handelt sich um eine Vortäuschung falscher Tatsachen. Eigentlich sind wir erschöpft, dopen uns aber mit Stimulanzien über diesen Zustand hinweg, was unser System wiederum langfristig überfordert und zu gesundheitlichen Problemen führt.

Immer häufiger greifen auch junge Menschen zu Medikamenten und Psychopharmaka wie Methylphenidat, Modafinil oder Amphetaminen als »Neuro-Enhancement« oder »Hirn-Doping«, um ihre Leistungsfähigkeit zu steigern. Einer von der Allgemeinen Deutschen Krankenkasse in Auftrag gegebenen Studie zufolge waren es 2008 knapp fünf Prozent aller Befragten, die angaben, bereits einmal Drogen oder Medikamente zur Leistungssteigerung eingenommen zu haben. Im Jahr 2015 waren es bereits 6,7 Prozent. In einer *Handelsblatt*-Umfrage aus dem Jahr 2015 gaben sieben Prozent der anonym befragten Führungskräfte zu, regelmäßig Medikamente zur Leistungssteigerung einzunehmen.[5] Durch solche Stimulanzien plus chronischem Stress und Überarbeitung landen wir über kurz oder lang im Burn-out, einer Erschöpfungsdepression. Viele der legalen und illegalen Substanzen haben außerdem gravierende Nebenwirkungen; einige können auch abhängig machen. Wir zahlen also einen hohen Preis.

Wer unter Stress leidet, hat einen erhöhten Vitalstoffbedarf. Unsere Lebensmittel enthalten wegen falscher Züchtungsziele, stark industrieller Verarbeitung und fragwürdiger landwirtschaftlicher Methoden wie der Auslaugung der Böden nicht mehr die Dichte an Inhaltsstoffen wie in früheren Zeiten. Wir verhungern sozusagen an vollen Töpfen. Unser Gehirn ist eine Hochleistungsmaschine und nimmt etwa 20 Prozent der Nährstoffe, die wir zu uns nehmen, in Anspruch. Vitalstoffreiche Wildkräuter wie Löwenzahn und Brennnessel wären eine Möglichkeit, Vitalstoffdefizite auszugleichen.

Adaptogene – die ganzheitliche Lösung

Adaptogene stellen zu Stimulanzien jeder Art eine gesunde und hochwillkommene Alternative dar, die Körper und Seele genau mit den Stoffen versorgen, die uns leistungsfähiger und gerade in Stresssituationen stärker und widerstandsfähiger werden lassen. Gleichzeitig fördern sie unsere Gesundheit. Man könnte auch sagen, Adaptogene bringen uns Fitness von innen! B. Hamann beschreibt sie in ihrem Buch als »Elitepflanzen der Natur«. Oft wachsen sie selbst unter extremen Wetter- und Klimabedingungen, bei intensiver Sonneneinstrahlung und hohen Temperaturunterschieden. Ihre atemberaubende Anpassungsfähigkeit widrigen Bedingungen gegenüber schenken sie uns eins zu eins.

Der Begriff »Adaptogen« stammt von dem lateinischen Wort *adaptare*, was so viel heißt wie »an- oder ausgleichen«. Adaptogene optimieren nämlich alle körperlichen und psychischen Funktionen in Stresssituationen, sie erhöhen unsere körperliche und seelische Resilienz. Sie gleichen sowohl Defizite als auch Überfunktionen aus. »Adaptogen« ist auch eine alternativmedizinische Bezeichnung für biologisch aktive Pflanzenstoffe, die dem Organismus helfen, sich besser an körperliche und emotionale Stresssituationen anzupassen. Der Begriff wurde 1947 von dem russischen Pharmakologen Nikolai V. Lazarev geprägt. Er konnte zusammen mit etwa 1200 Wissenschaftlern, Biologen und Ärzten nachweisen, dass es Wirkstoffe gibt, die dem menschlichen Organismus helfen, besser mit Stresssituationen umzugehen, indem sie die körpereigene unspezifische Abwehr steigern. Und das alles ohne irgendwelche Nebenwirkungen.

Dass der Begriff noch wenig bekannt ist, erstaunt nicht, denn er wurde erst in den 1950er-Jahren von Israel I. Brekhman wissenschaftlich enger definiert. Brekhman gilt daher als »Vater der Adaptogene«. Lazarev und Brekhman untersuchten mit einem Forscherteam der *Siberian Academy of Sciences* etwa 160 Heilpflanzen aus Europa, Asien und der damaligen Sowjetunion. 2002 konnte man in der *US National Library of Medicine* lesen, dass es sich bei Adaptogenen um Pflanzen handelt, die das Immunsystem stärken und Müdigkeit erfolgreich bekämpfen.[6] 2011 erkannte die Europäische Arzneimittel Agentur EMA erstmals den positiven Einfluss des Adaptogens *Rhodiola rosea*, der Rosenwurz, auf Stresssymptome an.[7] Heute, im Jahr 2023, gibt es in der medizinischen Datenbank *PubMed* und weiteren Datenbanken bereits mehr als 400 klinische und vergleichende Studien für das Wort »Adaptogen« bzw. den englischen Begriff *adaptogenic*. Die Zahl der Publikationen zu diesem Thema steigt von Jahr zu Jahr deutlich an, was das große Interesse von Forschern und der Öffentlichkeit widerspiegelt, weil wir mit Adaptogenen unsere Belastungs- und Stressresistenz oder -widerstandsfähigkeit erhöhen können. Der renommierte amerikanische Heilkräuterexperte Donald R. Yance definiert in seinem epochalen Werk *Adaptogene in der medizinischen Kräuterheilkunde* den Begriff so: »Adaptogene verbessern die adaptive Reaktion, die der körpereigene Schutzmechanismus ist, und setzen wichtige innerliche Schutzfaktoren ein, um vor chronischen Krankheiten zu schützen und das Leben zu erhalten.«[8]

Resilienz heißt Widerstandsfähigkeit, was auch innere Stärke einschließt. Einige Menschen können mit Umweltfaktoren wie Kälte, Hitze und Lärm wunderbar umgehen, andere sind damit komplett überfordert. Wiederum andere geraten beim geringsten Stress an ihre Grenzen und fühlen sich überlastet, während manch einer sogar mit unerwarteten Schicksalsschlägen klarkommt. Die einen laufen bei sportlichen Wettkämpfen oder in

Prüfungssituationen zu Höchstleistungen auf, andere brechen zusammen.

Folgende Kriterien muss ein Adaptogen laut Brekhman erfüllen, die alle auch auf Ashwagandha zutreffen:

1. Ein Adaptogen ist für den Körper auch langfristig eingenommen vollkommen unschädlich.

2. Ein Adaptogen steigert spezifisch die Widerstandskraft gegen ein breites Spektrum an physikalischen, chemischen und biologischen Einflüssen.

3. Ein Adaptogen erzielt eine normalisierende Wirkung auf den Stoffwechsel, unabhängig von der Richtung vorausgegangener pathologischer Veränderungen.[9]

An dieser Stelle möchte ich diese Eigenschaften erläutern: Ein Adaptogen erhöht die Widerstandsfähigkeit gegenüber einer Vielzahl an unterschiedlichen Stressoren oder Stressfaktoren. Dazu zählen Hitze, Kälte, körperliche Strapazen zum Beispiel durch giftige Chemikalien wie Schmermetalle, aber auch Angriffe von Krebszellen oder durch potenziell krank machende Bakterien, Viren, Parasiten oder Pilze sowie freie Radikale, also aggressive Sauerstoffverbindungen. Die Pflanze normalisiert Körperfunktionen, die in Stressphasen aus dem Gleichgewicht geraten sind. Ist der Blutdruck erhöht, wird er runterreguliert, ist er gefährlich niedrig, erhöht. Ein echtes Adaptogen reguliert eine Über- sowie eine Unterfunktion der Schilddrüse, um ein weiteres Beispiel zu nennen. Fühlen wir uns gestresst und nervös, beruhigen Adaptogene, fühlen wir uns energie- und kraftlos, wirken sie anregend und aktivierend.

Die Pflanze sorgt dafür, dass der Körper in einer Stresssituation angemessen reagiert, also auch nicht überreagiert, was zu viel

Energie verbrauchen, das Energielevel der Zellen mittelfristig herabsetzen und den Menschen langfristig krank machen würde.[10] Dabei wirken Adaptogene auch prophylaktisch, denn Vorbeugen ist besser als Heilen.

Alle Pflanzen enthalten adaptogen wirkende Stoffe, weil jede Pflanze mit irgendeiner Art von Stress klarkommen muss. Aber nur einige wenige Pflanzen verfügen über eine hochwirksame Menge davon. Nach den strengen Anforderungen von Dr. Brekhman schafften es nur vier der 160 untersuchten Pflanzen, diese Kriterien zu erfüllen, nämlich Sibirischer Ginseng, Asiatischer oder Koreanischer Ginseng, die Maralwurzel aus Russland und die Rosenwurz *Rhodiola rosea.* Ashwagandha wurde damals nicht mit untersucht. Kurz darauf wurden das Chinesische Spaltkörbchen (*Schisandra*) und Ashwagandha in die Liste der Adaptogene aufgenommen. Es ist interessant, dass Ashwagandha auch unter dem Namen Indischer Ginseng bekannt ist, wegen teils ähnlicher Inhaltsstoffe und eines ebenso breiten Wirkspektrums.

In einer Reihe klinischer Studien haben Adaptogene signifikante Auswirkungen auf Stresssituationen gezeigt. Der Organismus wurde an die erhöhten körperlichen und emotionalen Stresssituationen angepasst. Damit stieg die Stressresistenz. Bei Ermüdung und seelischer Belastung wurde die körperliche und seelische Leistungsfähigkeit verbessert. Im EEG – Elektroenzephalogramm – wurde beobachtet, dass Adaptogene entspannen, was zu einer verbesserten Kompensation von Belastungen führt. Die Energieproduktion der Zelle werden in Stresssituationen hochgefahren und dadurch die körperliche Ausdauer und mentale Leistungsfähigkeit gesteigert.[11]

In der alten indischen Lehre des Ayurveda, in der Traditionellen Europäischen Medizin (TEM) und in der Traditionellen Chinesischen Medizin (TCM) galten adaptogen wirkende Pflanzen jeweils als *Rasayana*, Stärkungsmittel oder Qi-Tonika. Das Wissen um Adaptogene ist jahrtausendealt, auch wenn man damals noch keinen Namen dafür hatte. Adaptogene als intelligente Superfoods können den Zustand des Körpers analysieren und sich in ihren Wirkungsweisen darauf einstellen. Das klingt unglaublich und zu schön, um wahr zu sein, es ist aber dennoch eine wissenschaftlich vielfach belegte Tatsache. Mit Adaptogenen kommen wir wieder *back to balance*, zurück ins Gleichgewicht! Adaptogene verbessern darüber hinaus die Wirkung anderer gesundheitsfördernder Stoffe wie Vitamine und Mineralstoffe. In meinen Augen braucht jeder von uns Adaptogene, die unsere Gesundheit auf vielerlei Weise schützen oder wiederherstellen können, wenn sie uns verloren gegangen ist. Sie bewirken eine grundlegende Umstimmung des Organismus und wirken immer ganzheitlich und ursächlich. Dr. Nalini Chilkov bringt es schön auf den Punkt: »Bereits die Weisheit der Antike sagt uns, dass Adaptogene die königlichen Pflanzen sind, die Edelsteine im goldenen Schrein, die nähren, aufbauen, verjüngen, restaurieren und für ein langes Leben und die höchste Lebensqualität sorgen.«[12]

Die Wirkweise der Adaptogene im Überblick

Adaptogene haben viele Gemeinsamkeiten, aber auch individuelle Inhaltsstoffe und Eigenschaften. Beispiele aus der Botanik für Adaptogene sind Ginseng, Noni, Shiitake-Pilz, Reishi (Ling-Zhi-Pilz), der Mandelpilz (*Agaricus blazei*), die Schisandra-Beere, Tulsi – auch »Kraut der Unsterblichkeit« genannt –, Jiaogulan, Moringa, Maca, *Artemisia annua* und eben Ashwagandha. Unter den Wirkstoffen der Adaptogene pflanzlicher Herkunft finden sich drei Hauptgruppen: die Polyphenole mit der Untergruppe Flavonoide, die Terpene/Triterpene mit der Untergruppe der Saponine sowie die Polysaccharide, darunter besonders Beta-Glucane. Alle diese bioaktiven Substanzen finden sich in Fülle auch in Ashwagandha.

Adaptogene machen aus dem, was sie vorfinden, das Beste. Genau diese Wirkung haben sie auch beim Menschen. Egal ob der Mensch gesund oder krank ist: Sie schenken ihm die Art von Unterstützung, die er gerade braucht. Mit Adaptogenen schaffen wir uns einen Vorrat an Energie, auf den wir bei Bedarf zurückgreifen können. Die meisten Krankheiten gehen mit einem Mangel an Lebensenergie Hand in Hand. Jeder Mensch profitiert jederzeit von Adaptogenen, egal in welcher Lebenslage, weil sie bei jedem Menschen anders wirken, je nach seinen momentanen Bedürfnissen.

Der Hauptmechanismus der Adaptogene ist laut Wikipedia ein »stressnachahmender und hochregulierender Effekt des Hitzeschockproteins 70 oder Hsp70, welches [...] zu den Chaperonen zählt«.[13] Dieser Eiweißstoff wirkt als Stresssensor und verringert die Menge des zirkulierenden Cortisols und Stickoxids, die sowohl in akuten Stresssituationen und unter Dauerstress vermehrt im Organismus gebildet und ausgeschüttet werden. Indem das Niveau dieser beiden Stoffe nicht mehr uferlos ansteigen kann, sondern ausgebremst wird, verbessern sich mentale Leistungsfähigkeit und körperliche Ausdauer.[14]

Adaptogene helfen durch diesen Mechanismus, sich körperlichen und seelischen Stresssituationen besser anzupassen. Die Mitochondrien – die Kraftwerke in unseren Zellen – werden geschützt, und bei sportlicher Betätigung bleiben die Lactatwerte niedrig. Während und nach Wettkämpfen wird die Regeneration gefördert. Adaptogene reduzieren die Ausschüttung von Stresshormonen wie Cortisol, Adrenalin und Noradrenalin und steigern die Bereitstellung von ATP-Energie in den Zellen. Dadurch verringern sich Erschöpfung und Ermüdung. Adaptogene haben bei normalem Gebrauch keine Nebenwirkungen, sind jahrtausendelang erprobt und werden gut vertragen.

Die eingangs erwähnten Stimulanzien hingegen verursachen bei längerer Einnahme im Gegensatz zu Adaptogenen Schlafprobleme und haben weitere unangenehme Nebenwirkungen. Stimulanzien, dazu zählt im Übermaß auch Koffein, erschöpfen nämlich auf Dauer die Nebennieren, die ihrerseits wichtige Hormone herstellen und ausschütten. Sie stören langfristig das fein austarierte Zusammenspiel von Sympathikus und seinem Gegenspieler Parasympathikus bzw. Vagusnerv. Wikipedia schreibt: »Sowohl bei Einmaldosen als auch bei längerem Gebrauch weisen Adaptogene eine messbar kräftigende Wirkung auf, die sich in einer erhöhten geistigen und körperlichen Leistungsfähigkeit, besonders vor dem Hintergrund von Müdigkeit und Stress zeigt.«[15] Adaptogene sind daher intelligente Superfoods. Sie mildern die Nebenwirkungen von schulmedizinischen Behandlungsweisen wie Antibiose, Bestrahlung und Chemotherapie.

Ashwagandha, so zeigen viele Studien, verbessert die Stressantwort und zeigt, dass die Pflanze uns auf allen Ebenen – Körper, Seele und Geist – wieder ins Gleichgewicht bringt. Allein bei *PubMed* sind 1481 wissenschaftliche Studien gelistet, Stand April 2023! Wir fühlen uns den Herausforderungen des Alltags wieder besser gewachsen, können unser Potenzial ausleben und haben die Kraft, unser Umfeld gesünder und menschengerechter zu gestalten im Sinne von Mahatma Gandhis Aussage »Sei du die Veränderung, die du von der Welt erwartest«. Wirksame Adaptogene wie Ashwagandha – nicht jedoch Stimulanzien! – brauchen wir in meinen Augen heutzutage bei unserer stressbetonten Lebensweise dringender denn je. Ich betrachte Adaptogene daher als die vielversprechendste Medizin der Zukunft.

Ashwagandha als Adaptogen

Für den Adaptogen-Experten Donald R. Yance ist Ashwagandha »eine gut ausgewogene adaptogene Heilpflanze, die für alle Menschen gut geeignet ist«.[16] Ashwagandha erhöht die Energieproduktion direkt in der Zelle, den Serotonin- und Dopaminspiegel, fördert die Reparatur der DNA, verhindert Mutationen der Zelle und reduziert so die Krebsgefahr. Zudem wirkt es antioxidativ und schützt damit die Mitochondrien und Zellmembrane vor oxidativem Stress und der Zerstörung durch freie Radikale. Damit wird der Körper vor chronischen Entzündungen, chronischen Erkrankungen und verfrühten Alterungsprozessen geschützt. Ashwagandha wirkt antikanzerogen, verbessert die Sauerstoffversorgung des Körpers und optimiert damit alle Stoffwechsel- und Entgiftungsprozesse.

Adaptogene wie Ashwagandha mit ihrer besonderen Pflanzenintelligenz schützen vor stressbedingten Krankheiten und verhindern die Langzeitschäden von Dauerstress. Sie verlängern unsere Aufmerksamkeitsspanne und steigern unsere geistige Leistungsfähigkeit. Adaptogene erhöhen unsere Belastbarkeit und verbessern unsere Regenerationskraft zum Beispiel nach körperlichen und seelischen Höchstleistungen. Wie ein Schirm schützen sie uns vor einem Übermaß an Stress und Überforderung. Sie optimieren die sogenannte Stressantwort, ein fein tariertes System von Schlüsselmediatoren wie stressaktivierter C-Jun-N-terminaler Kinasen, Chaperonen, Stickoxiden und Cortisol. Diese Mediatoren stehen mit der Hypothalamus-Hypophysen-Nebennierenrinden-Achse HHN in Verbindung. Adaptogene regulieren die Funktion dieser sogenannten Stressachse. Diese verbindet Hirnanhangsdrüse, Hypothalamus und Nebennieren. Durch Adaptogene werden die Produktion von Stresshormonen reduziert, die Nebennieren entlastet und einer Nebennierenerschöpfung, verbunden mit rapidem Leistungsabfall, vorgebeugt. Die Abwärtsspirale von Stress, Angst und Depression wird unterbrochen. Betroffene sehen wieder Licht am Ende des Tunnels. Adaptogene beruhigen die Nerven, bringen Sympathikus und Parasympathikus in Balance und wirken angstlösend, antidepressiv und nervenstärkend.

All dies geschieht, ohne die körpereigenen Abläufe negativ zu beeinflussen. Es gibt im Gegensatz zur Einnahme von Stimulanzien kein Abhängigkeitsrisiko oder Risiko der Toleranzentwicklung. Paracelsus würde sagen, Ashwagandha stärkt den inneren Arzt. »Der Arzt behandelt, die Natur heilt«, oder wie es schon bei Hippokrates, dem berühmten Arzt der Antike, heißt: *Medicus curat, natura sanat.* Ashwagandha mildert Stressreaktionen aller Art, sodass Stress dem Körper nicht mehr schaden kann. Die Pflanze erhöht die Leistungsfähigkeit bei Arbeit, Sport und Freizeit. Konzentration, Gedächtnis und Aufmerksamkeit werden verbessert. Ashwagandha bekämpft erfolgreich Schlaflosigkeit, ohne zu sedieren. Die Pflanze schenkt Energie und gleichzeitig innere Ruhe und heitere Gelassenheit. Ashwagandha wirkt stimmungsaufhellend und stimmungsstabilisierend. Die Pflanze vertreibt Kopfschmerzen und Migräne. Der Indische Ginseng stärkt die Fruchtbarkeit und sexuelle Vitalität von Mann und Frau und unterstützt das Gewichtsmanagement. Außerdem wird das Immunsystem gestärkt.

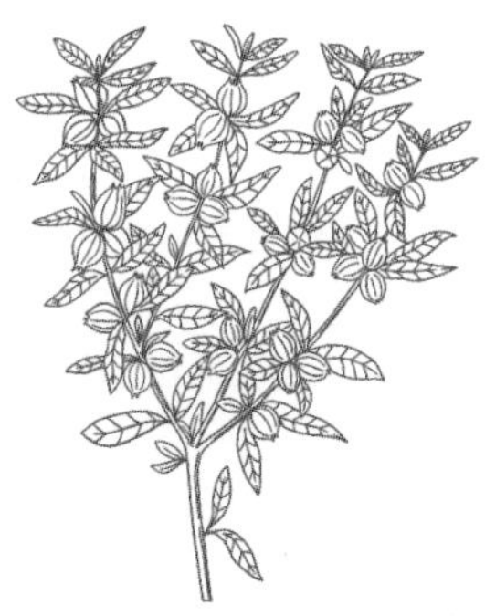

WISSENSWERTES ÜBER ASHWAGANDHA

Verbreitung

Der lateinische Name von Ashwagandha ist *Withania somnifera*, was auf die Inhaltsstoffe der Withanolide hinweist und auf die schlaffördernde Wirkung der Pflanze. Andere Namen sind Indischer Ginseng oder Indische Winter-Kirsche. Tatsächlich haben die Hauptwirkstoffe in Ashwagandha eine ähnliche Wirkung wie die Ginsengolide im Koreanischen Ginseng, ohne jedoch beim Absetzen Entzugserscheinungen auszulösen. Weitere Namensgebungen sind *Asgandh* in Hindi, *Amukkara* auf Tamil, *Bahman* im Arabischen, *Ba-dzi-gandha* in Tibet und *Bläbebäger* auf Dänisch.

Ashwagandha kann man wild in den trockeneren Gebieten von Indien, Afghanistan, Pakistan und Sri Lanka finden. Auch im Mittelmeergebiet, in Gegenden Australiens, China, dem Mittleren Osten, in Amerika, auf den Kanarischen Inseln und in Afrika, zum Beispiel am Kap der Guten Hoffnung, gibt es Vorkommen. Ursprünglich oder endemisch ist die Pflanze in Indien, Pakistan und Sri Lanka.[17] Man findet die Heilpflanze bis auf 1700 Höhe in der Himalayaregion. Für medizinische Zwecke wird Ashwagandha in allen Gegenden Indiens angebaut und findet sich in mehr als 200 Rezepten der Ayurveda-Medizin.[18] Die Bundesstaaten Bajasthan, Rajputana, Punjab, Uttar Pradesh, Jammu, Mumbai und Manasa sind die Hotspots des Ashwagandha-Anbaus.[19]

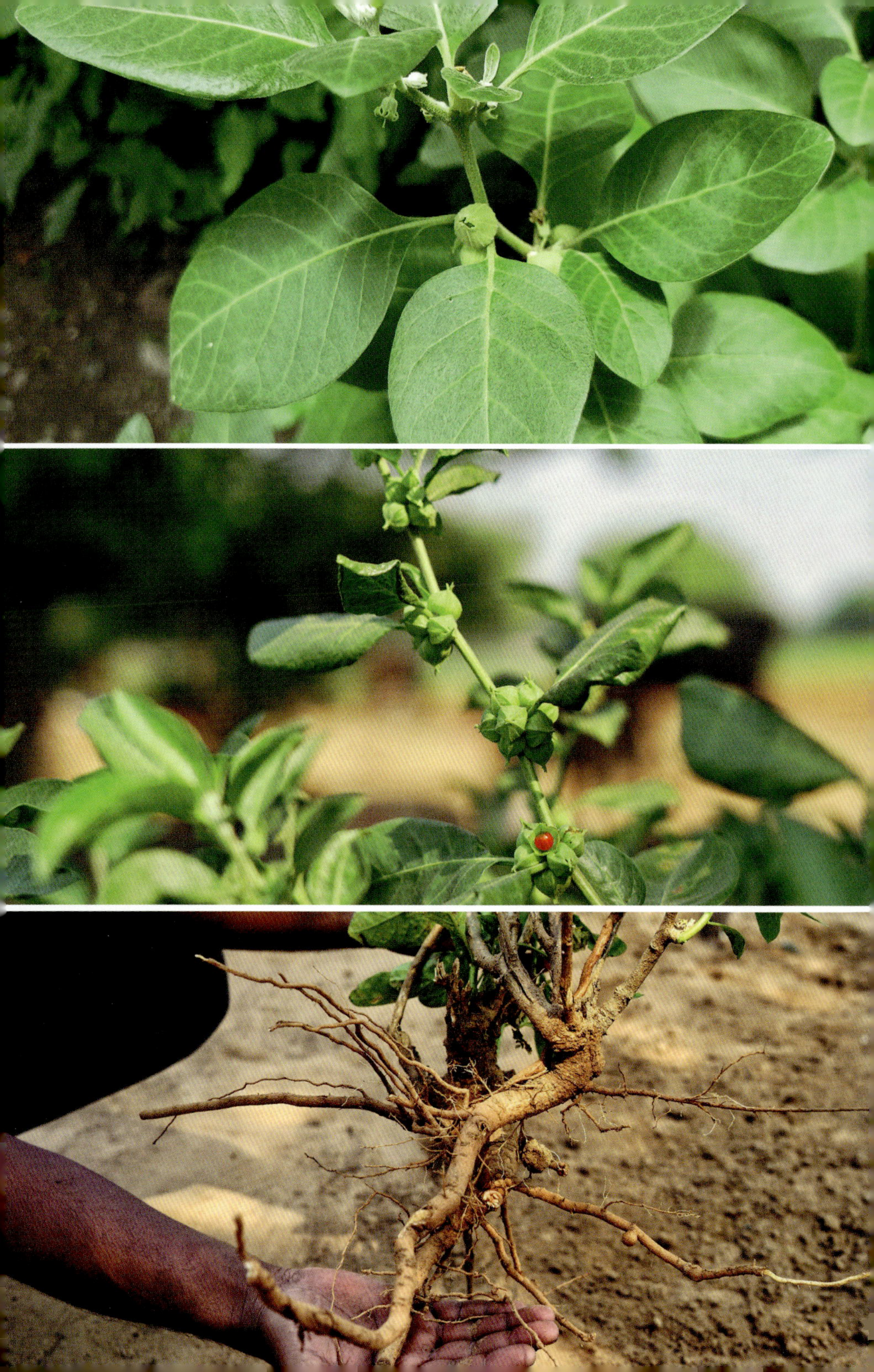

Botanik

Von den 23 *Withania*-Arten aus der Familie der Nachtschattengewächse hat nur *Withania somnifera* eine medizinische Bedeutung.[20] *Withania somnifera* ist ein immergrüner, aufrecht wachsender und behaarter Strauch, der bis zu 1,5 Meter Höhe erreichen kann. Die Blätter sind oval und etwa zehn Zentimeter lang. Die Blüten sind grünlich oder hellgelb mit einer Länge von etwa einem Zentimeter. Etwa fünf Blüten stehen in einer achselständigen Dolde zusammen. Die Früchte bestehen aus runden Beeren von ungefähr sechs Millimetern Durchmesser. Im Reifezustand werden sie leuchtend rot und bleiben mit der Blütenhülle verbunden. Die Samen sind gelb und nierenförmig und 2,5 Millimeter groß im Durchmesser. Die Wurzeln sind zylindrisch geformt und fleischig. Sie wachsen senkrecht ohne Seitenwurzeln in die Erde und sind zehn bis zwanzig Zentimeter lang mit einem Durchmesser von sechs bis zehn Millimetern. Die Rindenhaut ist bräunlich-weiß, und das Innere ist cremeweiß. Die Wurzeln riechen stark und schmecken bitter.[21]

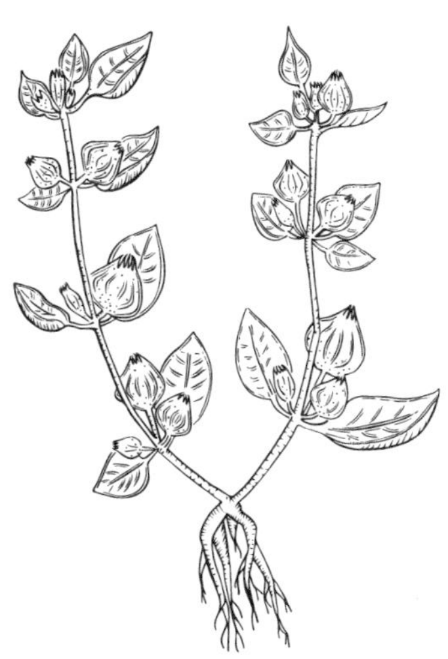

Verschiedene Chemotypen

Als Chemotypen werden Variationen einer Pflanze mit Unterschieden in der Zusammensetzung der Inhaltsstoffe bezeichnet. In jeder Variante gibt es eine therapeutisch relevante Leitsubstanz. Der Chemotyp kann erst nach der Analyse der Inhaltsstoffe bestimmt werden. Es gibt bei Ashwagandha die drei Chemotypen I, II und II. Die Unterscheidung beruht auf den unterschiedlichen Withanoliden, die in den Pflanzen zu finden sind. Withaferin A und Withanolid D sind im Chemotyp I dominierend. Chemotyp I kommt vorwiegend in Indien vor, aber auch im südlichen und zentral gelegenen Israel. Der Chemotyp II kommt vor allem in Italien vor, aber auch in Gegenden Indiens und Israels. Beim Chemotyp II dominiert Withanolid D. Beim Chemotyp III sind die Withanolide E und F dominierend.

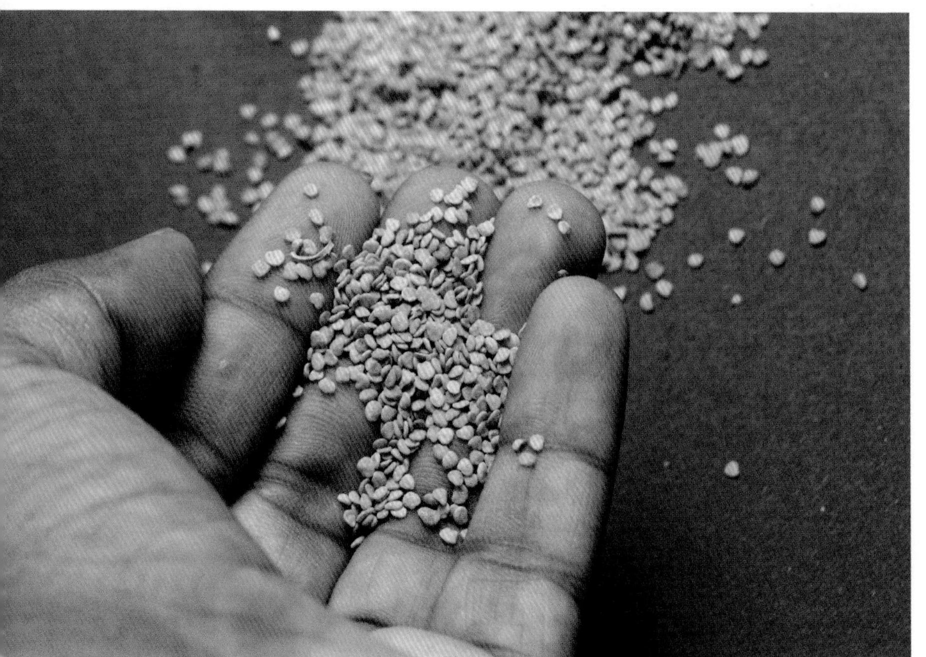

Ashwagandha für Hobbygärtner

Die mehrjährige wärmeliebende Pflanze kann in kühleren Regionen als einjährige Pflanze angebaut werden, die Samen dazu gibt es im Internet. Die Ashwagandha-Setzlinge sollte man wie bei Tomaten in Innenräumen vorziehen und erst auspflanzen, wenn die Nächte frostfrei sind. Agatha Noveille gibt in *Alles über Adaptogene* den Tipp, dass die Wurzeln zur vollen Reife zwar 200 Tage benötigen, aber bereits 100-tägige Wurzeln ausreichend entwickelt sind, um geerntet zu werden.[22] Die Pflanze liebt es sonnig und bevorzugt basische Böden.

Anwendung in der Volksmedizin

Die Massai in Afrika nutzen die gekochten Beeren bei Befall mit Ringwürmern und den Blattsaft bei Bindehautentzündungen. Die Früchte und Samen werden in Afrika verwendet zur Milchgerinnung, um Käse herzustellen. Die Samen verwendet man ebenfalls als Mittel zur Stärkung der Kaumuskulatur. Eine Abkochung der Rinde wird in Lesotho innerlich bei Asthma und äußerlich bei Dekubitus (Wundliegen) eingesetzt. Die zarten Sprösslinge isst man in Indien als Gemüse.[23] Über die Anwendung von Ashwagandha in der Ayurveda-Lehre finden Sie ein eigenes Kapitel.

ASHWAGANDHA – DIE QUEEN OF AYURVEDA

Ayurveda ist die altindische Lehre vom langen Leben und kann bis zu 6000 Jahre vor Christi Geburt zurückverfolgt werden, ist also mehr als 8000 Jahre alt.[24] »Ayus« heißt Leben, »Ved« Wissen oder Weisheit. Kaul beschreibt sie wie folgt: »Die Ayurveda-Lehre hat die Balance zwischen Körper, Seele und Geist zum Ziel.«[25] Die Ayurveda-Lehre geht also davon aus, dass der Körper eine tiefe Integrität oder Homöostase besitzt, eine Instanz, die sich um sein Wohlergehen kümmert. Paracelsus spricht in diesem Zusammenhang vom »inneren Arzt«, auch der Begriff *Salutogenese* – Gesundheit ist mehr als die Abwesenheit von Krankheit – geht in diese Richtung. »Ayurvedische Pflanzen und Kräuter werden angewendet, um diese Integrität zu regulieren und zu unterstützen.«[26]

Das Ziel der ayurvedischen Medizin und Gesundheitslehre ist es, die Gesundheit des Gesunden zu stärken, Krankheiten vorzubeugen und die Krankheit des Patienten zu heilen. Es geht dabei nicht wie im westlichen Denken um Gesundheit als Selbstzweck, sondern um Gesundheit als Voraussetzung für spirituelles Wachstum, Selbstverwirklichung und damit Dienst am Ganzen, an der Gesellschaft. Es handelt sich um einen multidimensionalen Ansatz, bei dem nicht nur die Ernährung eine große Rolle spielt, sondern auch Bewegung, natürliches Sonnenlicht, frische Luft, gelegentliches Fasten, Einläufe und Ölmassagen.[27] Über die Wirkung von Ölmassagen und die Bedeutung von Ayurveda-Kuren habe ich in meinem Buch *Sesam* ausführlich geschrieben.

»Ashwagandha nimmt in der ayurvedischen Arzneimittellehre einen ähnlichen Platz ein, wie Ginseng in der chinesischen, wobei die erstgenannte Heilpflanze wesentlich billiger ist. Ashwagandha ist die beste verjüngende Heilpflanze«, heißt es in *Die Ayurveda Pflanzenheilkunde: Das Yoga der Kräuter* von Vasant Lad und David Frawley.[28] Birgit Frohn wiederum bezeichnet Ashwagandha in ihrem *Handbuch der psychoaktiven Pflanzen* als »die wichtigste Arznei des Ayurveda«, der wegen ihrer umfassenden Wirksamkeit bei vielen Beschwerden »ebensolche Wertschätzung zukommt wie dem Ginseng in der chinesischen Medizin«.[29]

Ein mächtiges Rasayana

In der Ayurveda-Lehre nehmen *Rasayana*-Mittel zur Verjüngung eine große Rolle ein. »Rasa« bedeutet »flüssige, leicht aufnehmbare lebenspendende Nahrung, die alle Gewebe im Körper ernährt«. »Ayana« bedeutet »die vielen Wege, durch die diese Nahrung fließt«. *Rasayana*-Heilmittel stärken den Körper, verlangsamen den Alterungsprozess, fördern das Gedächtnis, verbessern die Funktion aller lebenswichtigen Organe, stärken das Immunsystem und versorgen alle Zellen optimal mit Vitalstoffen.[30] »Unter allen *Rasayana*-Pflanzen in der Ayurveda steht Ashwagandha an erster Stelle und wird auch als *Sattvic Kapha Rasayana* bezeichnet.«[31] Ashwagandha wird daher auch »Königin des Ayurveda« genannt.[32] Die Pflanze gehört zu einer Untergruppe von *Rasayanas*, den sogenannten *Medhyarasayanas*, wobei »Medhya« sich auf den Verstand und die intellektuellen und kognitiven Fähigkeiten bezieht. Daher wird das Adaptogen zum Beispiel Kindern mit Gedächtnisdefiziten, Menschen nach Gehirnverletzungen und Älteren verabreicht.[33]

In alten ayurvedischen Schriften wie *Charaka Samhita*, *Astanga Hridaya* oder *Susruta Samhita* wird Ashwagandha als Stärkungsmittel, auch »Balya« genannt, erwähnt, als »Brusya« zur Förderung der Sexualfunktionen von Mann und Frau, als »Vajikari« zur vermehrten Bildung von gesundem Samen und Heilung der Unfruchtbarkeit von Männern, als »Kamarupini« zur Steigerung der sexuellen Lust und als »Pustida«, eine gesunde Nährstoffquelle.[34] Die Veden sind die ältesten Schriften der Menschheit, und die Ayurveda-Lehre wurde daraus entwickelt. Ich werde im Laufe dieses Kapitels einige Zitate daraus über die Wirkungen von Ashwagandha bringen, die auch Rezepte mit dieser Heilpflanze enthalten.

Von Beginn dieser uralten Weisheitslehre an wurde Ashwagandha als ein *Rasayana* oder Verjüngungs- und Stärkungsmittel verwendet. In der *Charaka Samhita* wird Ashwagandha so genannt, weil es die Gesundheit und ein langes Leben fördert, den Alterungsprozess verlangsamt, die Fähigkeit, mit widrigen Umweltbedingungen klarzukommen, und die sexuelle Leistungsfähigkeit steigert. Es heißt dort: »Ashwagandha bewirkt einen Gesundheitszustand von *Vajikari Ghirtam*, eine Voraussetzung für eine gesunde Sexualität und einen starken Körper.«[35] Bei der Anwendung steht vor allem die Wurzel im Vordergrund, aber auch Blätter und Blüten werden verwendet, zur äußeren Anwendung auch die Früchte. Weil die Wurzel nach Pferd – »Ashwa« – riecht, wurde die Pflanze Ashwagandha genannt, denn »beim Konsum verleiht sie die Kraft eines Pferdes«.[36] »Unter den *Rasayana*- oder Stärkungsmitteln der Ayurveda-Lehre nimmt Ashwagandha den prominentesten Platz ein.«[37]

Ashwagandha für Körper und Geist

Seit alters her wird Ashwagandha, in den Veden auch *Bajikarana* genannt, für eine Vielzahl von Indikationen genutzt. Die getrocknete und pulverisierte Wurzel in Milch gekocht, stärkt untergewichtige und unterentwickelte Kinder. Dieselbe Rezeptur wird älteren Menschen verabreicht, deren geistige Kräfte schwinden. Ashwagandha ist dem Ayurveda zufolge außerdem therapeutisch wertvoll bei *Shotha* (Entzündungen), *Kashaya* (Abmagerung), *Dourbalya* (Schwäche) und *Vataroga* (neurologischen Erkrankungen). Die *Charaka Samhita* erwähnt Ashwagandha bei *Kustha* (Hautproblemen), *Klaibiya* (erektile Dysfunktion, früher bekannt als Impotenz), *Yakshuma* (Tuberkulose), *Granthi* (Drüsenkrankheiten), *Visarpa* (Hautproblemen) und *Vatavyadhi*

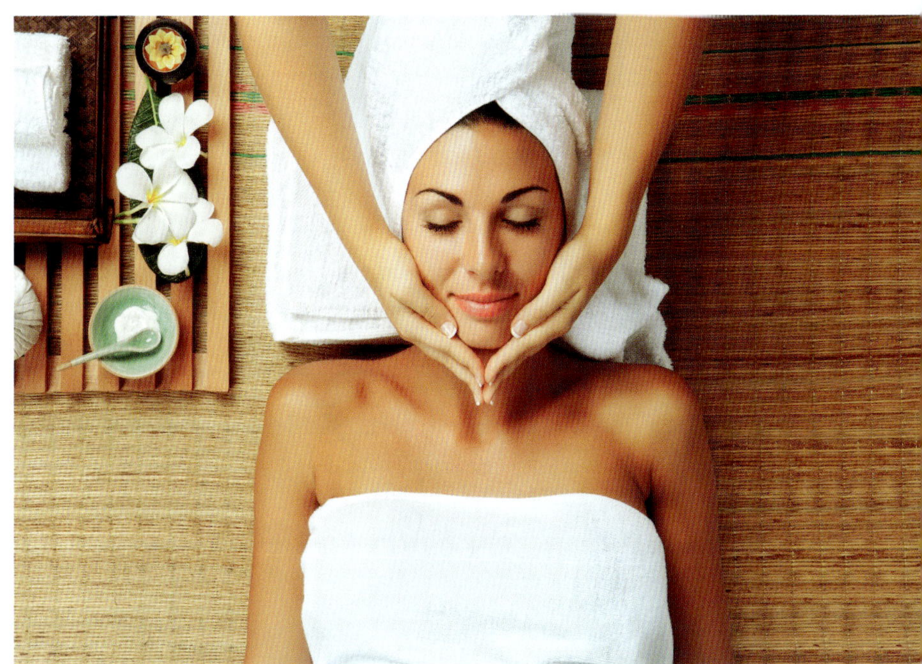

(neuro-muskulärer Schmerz). In der *Sushruta Samhita* wird Ashwagandha als Linderungsmittel für Krankheiten empfohlen, die mit Schmerzen verbunden sind, für Krankheiten des *Kapha Dosha* – also des trägen Konstitutionstyps – für gynäkologische Komplikationen, bei Schwäche und bei Tuberkulose. In der *Astanga Hridaya* werden die Anwendungen Epilepsie, neuromuskuläre Schmerzen, Schwäche und Gewebewucherung genannt. Auch die Eigenschaften entwässernd, aphrodisierend, stärkend und nährend werden in den alten Schriften erwähnt und die Anwendung bei Störungen des *Vata* (eines weiteren Dosha oder Konstitutionstyps) wie Rheuma, Weißfleckenkrankheit, Verstopfung, Schlaflosigkeit, nervös bedingter Zusammenbruch oder Burn-out und vergrößerte Schilddrüse.[38]

Äußerlich wird in den alten Ayurveda-Schriften Ashwagandha als Wurzelpulver vermischt mit Wasser bei Gelenkentzündungen empfohlen, bei Karbunkeln und Furunkeln, Geschwüren und schmerzhaften Gewebeschwellungen und auch bei Koliken, Akne und Wurmbefall. Zusammen mit anderen Heilpflanzen wird eine Wirkung gegen Schlangen- und Skorpiongift beschrieben. Auch hilft Ashwagandha der ayurvedischen Lehre zufolge bei Hysterie, Ängsten, Gedächtnisverlust und Herzrhythmusstörungen.[39]

Ashwagandha gilt im Ayurveda als generelles Stärkungsmittel für mehr Vitalität und ein langes Leben. Es verbessert als Adaptogen nach dieser uralten Weisheitslehre die Koordination des Verstandes mit den Sinnen, was zum Beispiel essenziell ist für einen guten und erholsamen Schlaf.[40] Außerdem wirkt es vorbeugend und therapierend bei körperlicher Erschöpfung als Vorbote für die Entstehung von Depressionen.[41]

Hier eine alphabetische Zusammenstellung der körperlichen Indikationen nach der altindischen Lehre des Ayurveda:

Alterungsprozesse
Arthritis
Asthma
Ausstrahlung
Blutungen
Demenz
Diabetes
Entzündungen
Epilepsie
Erektile Dysfunktion (früher Impotenz)
Fieber
Gedächtnisverlust
Gegenmittel bei Schlangen- und Skorpiongift
Hämorrhoiden
Hautprobleme
Herzrhythmusstörungen
Husten
Immunschwäche
Infektionen
Kapha-Störung (zu viel träge Energie)
Kinderkrankheiten
Kräfteverfall
Krebs
Lähmungen
Libidoverlust bei Mann und Frau
Muskelschwäche
Nervosität
Neurologische/psychische Erkrankungen
Ödeme
Periphere Verschlusskrankheit
Rheuma
Rippenschmerzen
Schlafprobleme
Schwäche (körperlich und geistig)
Trigeminusneuralgie
Tuberkulose
Unfruchtbarkeit bei Männern
Vata-Störung (Nervosität durch dieses Dosha bedingt)
Verdauungsprobleme
Verstopfung
Weißfleckenkrankheit
Wundheilung
Wundrose
Wurmbefall

Diese Liste der ayurvedischen Indikationen heißt nun nicht, dass Sie bei entsprechenden Beschwerden einfach Ashwagandha nehmen und dann keine Probleme mehr haben. Bei Beschwerden gehen Sie bitte zum Arzt oder Heilpraktiker zur Abklärung der Ursachen. Ich finde jedoch die Bandbreite der Indikationen sehr beeindruckend. Zwar kannten die Menschen in früheren Zeiten das Wort *Adaptogen* noch nicht, aber sie wussten schon um den Charakter dieser einzigartigen Pflanze aufgrund ihrer Erfahrungen und ihrer Beobachtungen. Fast alle der genannten Indikationen werden nach und nach von der modernen Schulmedizin und ihren Forschungsergebnissen bestätigt. Darunter zählen Diabetes, Krebs, Herz-Kreislauf-Erkrankungen, Stresskrankheiten, kognitive Störungen, Stärkung des Immunsystems und die allgemein antioxidativen und adaptogenen Eigenschaften der Pflanze.

Meistens wird Ashwagandha in der ayurvedischen Medizin als *Churna* verabreicht, ein feingesiebtes Pulver, das mit Wasser, Ghee (geklärter Butter) und Honig vermischt wird.[42]

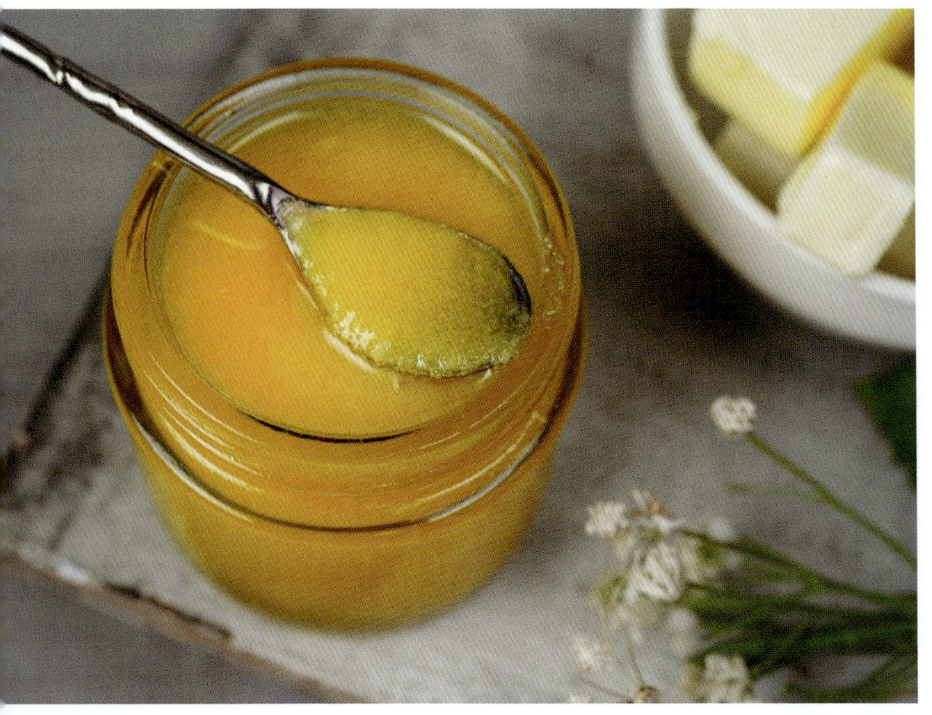

Die Menschen waren früher auf eine Medizin aus der Natur in Form von Heilpflanzen angewiesen. Im alten Indien nutzten die Menschen Pflanzen wie Ashwagandha nicht nur zur nebenwirkungsfreien Heilung, sondern auch zur Gesundheitsprophylaxe, das heißt zur Vorbeugung von Krankheiten und zur Gesunderhaltung. Ashwagandha wird in den alten vedischen Schriften sogar zur Verbesserung der eigenen Ausstrahlung empfohlen. Es geht also im alten Indien tatsächlich um »strahlende Gesundheit«, jeden Morgen voller Energieüberschuss aufzuwachen mit dem Wunsch, die ganze Welt zu umarmen.

Gesundheitsprophylaxe kommt hingegen in meinen Augen in unserem sogenannten Gesundheitssystem viel zu kurz. In dieser Hinsicht waren Menschen in früheren Zeiten weiser und vorausschauender. Es ist doch viel besser, wenn man durch Power-Pflanzen und eine auch sonst gesunde Lebensführung gar nicht erst krank wird, sondern gesund bleibt. Sie sollten nicht erst krank werden müssen, damit man Ihnen dann helfen kann. Allerdings verdient niemand etwas an gesunden Menschen. Die ayurvedische Lehre ist Gott sei Dank seit Jahrtausenden in Wort und Schrift festgehalten. In Afrika ist dies anders. Dort sagt man: »Stirbt ein Medizinmann, so geht eine Bibliothek in Flammen auf.« Obwohl Ashwagandha auch in Afrika wächst, gibt es dort kaum schriftliche Aufzeichnungen über die Indikationen und Heilwirkung dieser Pflanze.

DIE INHALTSSTOFFE VON ASHWAGANDHA

Als biologisch aktive Substanzen sind bisher mehr als 130 Withanolide oder Steroidlactone identifiziert worden. Sie gehören zur Familie der Triterpenoide, die wiederum zur Familie der bioaktiven Substanzen oder Pflanzenbegleitstoffe zählen. Die am häufigsten vorkommenden Withanolide sind Withanolid A, Withaferin A, Withanon und Withanolid D. Außer den Withanoliden finden sich in der Ashwagandha-Pflanze zwölf Alkaloide, verschiedene Steroide, Ashwagandhine, Salze, Flavonoide wie Kaempferol, Rutin, Quercetin, dann noch Glykoside, Tannine, Saponine sowie Fettsäuren, Phytosterole und Polysaccaride, das sind langkettige Kohlenhydrate, sowie Bitterstoffe.[43] Außerdem befinden sich in der Pflanze Beta-Sitosterol, Chlorogensäure, Cystein, Eisen, Scopoletin und Tropanol.[44]

Eisen

Wegen ihres hohen Gehalts an dem Spurenelement **Eisen** von 119 Milligramm pro 100 Gramm wird Ashwagandha zur Behandlung von Eisenmangelanämie eingenommen, meist als Pulver in einer Mischung mit Melasse und Milch oder Pflanzenmilch.[45] Bei Frauen ist das Risiko einer Eisenmangelanämie siebenmal höher als bei Männern.[46] Auch Tieren mit Anämie wird Ashwagandha ins Futter gegeben.[47] Eine Eisenmangelanämie geht häufig mit Konzentrationsschwäche und psychischer

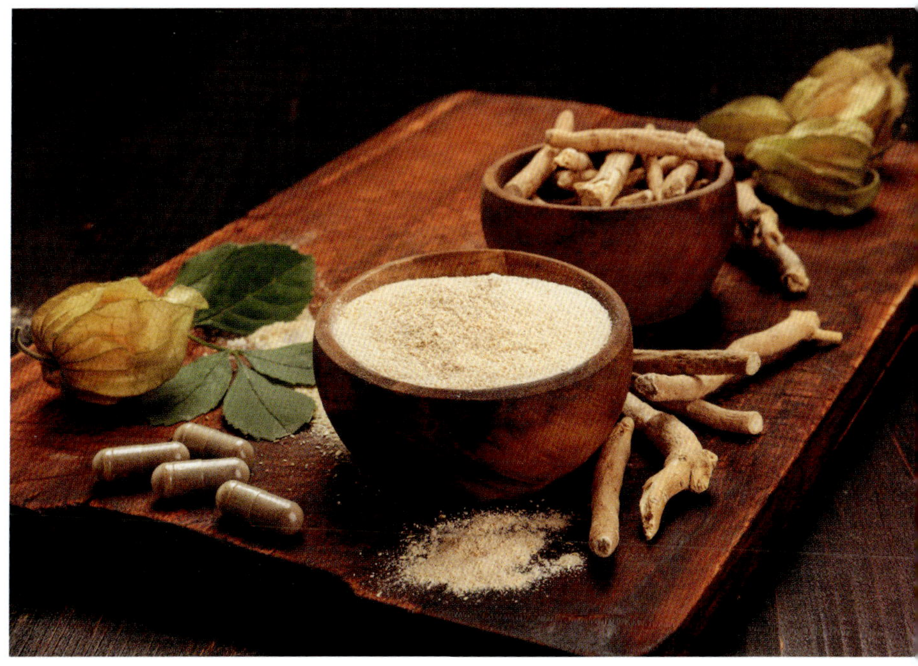

Überanstrengung daher. Eisen gilt als »Anti-Stress-Mineral«, sorgt für ein starkes Herz und beugt Nervosität vor. Ein Mangel kann zu Aufmerksamkeitsstörungen, Depressionen und Reizbarkeit führen und zur Schwächung des Immunsystems. Ashwagandha enthält für eine optimale Eisenaufnahme auch Kupfer, Kalium und Folsäure. Das Adaptogen enthält Eisen in organisch gebundener Form als zweiwertiges Eisen, das sofort vom Darmtrakt aufgenommen werden kann und dem Blut – und dem Gehirn – unmittelbar zur Verfügung steht.

Alkaloide

Die Ashwagandha-Pflanze ist eine sagenhaft reiche Quelle an **Alkaloiden** und ihren chemischen Abkömmlingen. Der erdige

Geruch und Geschmack der Pflanze rührt von den Withanoliden her. Die höchste Konzentration von Withaferin A findet sich in den jungen Trieben, gefolgt von Blättern, Knospen, Wurzeln, Blüten und Samen.[48]

»Die einzigartige Komposition der verschiedenen Withanolide zusammen mit ihren sekundären Metaboliten ist der Schlüssel zur Bestimmung der verschiedenen medizinischen Wirkungen der einzelnen Pflanzenteile.«[49] In den Blättern finden sich Withaferin, Withaferin A, Withanolid D, Withanolid E, Withanolid Z, Withanolid B und weitere Steroidlactone. In den Wurzeln findet man die Alkaloide Withanine, Withananine, Ashwagandhanolide, die Glycowithanolide Sitoindoside IX und X sowie die Acylsteryl-Glukoside Sitoindoside VII und VIII. In den Samen überwiegen die Withanolide WS 1 und 2, das sind Alipat-Ketone.[50] Withaferin A und Withanone sind hauptsächlich in den Blättern vorhanden, während in den Wurzeln vorwiegend Withanolid A konzentriert ist.[51]

Die Withanolide im Blatt wirken blutzuckersenkend, antibakteriell, sie schützen die Nervenzellen und haben eine Anti-Krebs-Wirkung. Die Withanolide in der Wurzel wirken ebenfalls krebshemmend und auch sie schützen die Nervenzellen. Darüber hinaus senken sie einen zu hohen Blutdruck, wirken bei Erschöpfung, senken einen überhöhten Blutzuckerspiegel, wirken Stress entgegen, beugen Alzheimer und Morbus Parkinson vor und schützen die Leber. Die Withanolide im Pflanzenstiel verhindern Krebswachstum und in den Früchten wirken sie gegen Alzheimer.[52]

Withaferin A, ein Steroidlacton, wurde 1956 erstmals isoliert und ist als pharmakologisch bedeutsamstes Withanolid vor allem ein Anti-Krebsmittel und wirkt entzündungshemmend. Withanolid A hingegen schützt das Nervensystem, verbessert das Gedächtnis und beugt Demenz und Alzheimer vor. Außerdem stärkt es das Immunsystem. Withanolid D hat eine krebshemmende Wirkung, hemmt das Wachstum von Pilzen (antimykotisch) und wirkt antibakteriell. Es ist antioxidativ, stressmindernd, leberschützend und entzündungshemmend. Withanolid E ist ein Steroidlacton, das die Vermehrung von Krebszellen hemmt und immunmodulierend wirkt.[53]

Die Spannweite der Wirkungen der Ashwagandha-Withanolide ist beeindruckend. Um ihre wichtigsten Wirkungen noch einmal zusammenzufassen: Sie hemmen das Wachstum von Krebszellen, senken einen zu hohen Blutzuckerspiegel, wirken antioxidativ als Fänger freier Radikale, schützen die Leber und wirken gegen Alzheimer und Demenz. Sie sind antibakteriell und wirken neuroprotektiv, d.h., sie schützen das Gehirn. Sie besitzen antientzündliche Eigenschaften, haben eine günstige Wirkung auf das Herz-Kreislauf-System und beugen Morbus Parkinson vor. Darüber hinaus sind es effektive Immunmodulatoren, d.h., sie optimieren das Immunsystem.[54] In Ashwagandha finden sich aber nicht nur pharmakologisch wirksame Withanolide, sondern auch noch weitere gesundheitlich bedeutsame Inhaltsstoffe, die ich jetzt etwas ausführlicher erklären möchte.

Phytosterole

Die **Phytosterole** in Ashwagandha, auch Phytosterine genannt, senken zu hohe Cholesterinwerte im Blut. Hohe Cholesterinwerte gelten als einer der wichtigsten Risikofaktoren für die Entwicklung von Herz-Kreislauf-Erkrankungen wie Herzinfarkt und Schlaganfall. Sesamsamen sind das Lebensmittel mit der höchsten Konzentration an Phytosterolen, wie in meinem Buch *Sesam* zu lesen ist.

Beta-Sitosterol, auch Beta-Sitosterin genannt, in Ashwagandha harmonisiert den Hormonhaushalt und sorgt darüber hinaus für schöne Haare und schöne Haut, ohne die Nebenwirkungen synthetischer Hormone. Außerdem wirkt Beta-Sitosterol cholesterinsenkend, entzündungshemmend, antioxidativ, angstlösend, schmerzlindernd, krebshemmend, immunstärkend, antimikrobiell, antidiabetisch, neuroprotektiv und leberschützend.

Polysaccharide

Polysaccharide sind komplexe Vielfachzucker oder Makromoleküle, die sehr langsam verstoffwechselt werden. Sie schützen vor Infektionen wie Grippe, Herpes oder HIV. Das Immunsystem wird gestärkt und die Blutbildung gefördert. Außerdem lösen sie den programmierten Zelltod von Krebszellen aus, Apoptose genannt. Sie steigern die Zytotoxizität, d.h. die Giftwirkung der großen Fresszellen, T-Lymphozyten und natürlichen Killerzellen gegenüber Tumorzellen. Polysaccharide wirken zellerneuernd.

Bitterstoffe

Wenn Sie das Pulver der getrockneten Ashwagandha-Wurzel konsumieren oder eine Kapsel öffnen und das Pulver probieren, werden Sie feststellen, dass es bitter schmeckt. **Bitterstoffe** sind aus Geschmacksgründen aus unseren Nahrungsmitteln herausgezüchtet worden. Sie sind aber sehr wichtig für eine optimale Verdauung. Es gibt jede Menge Bitterstoffrezeptoren im Darm und sogar in den Lymphozyten! Bitterstoffe entgiften, entschleimen, bringen unseren Säure-Basen-Haushalt ins Gleichgewicht, stärken das Drüsensystem, optimieren den Stoffwechsel und regenerieren die Darmflora. Der Darm ist die Wurzel der Pflanze Mensch, und die Zusammensetzung des Mikrobioms im Darm entscheidet zum Beispiel über unsere Stimmungslage, unsere Resilienz und die Stärke des Immunsystems.[55]

Bitterstoffe hemmen auch den Appetit vor allem auf Süßes, indem sie die Produktion von Leptin anregen, einem Hormon, das für ein Sättigungsgefühl sorgt. Ist der Leptinspiegel niedrig, bekommen wir Hunger. Das Verlangen nach Essen und vor allem nach Süßem nimmt ab. Bitterstoffe können also eine wichtige Rolle spielen beim Gewichtsmanagement. Bitterstoffe machen fettige Nahrung leichter verdaulich. Sie fördern die Produktion von Magensäure und Speichel und regen den Fettstoffwechsel in Leber und Galle an. Bitterstoffe lindern Neurodermitis, senken Fieber und stärken die Abwehrkräfte.[56]

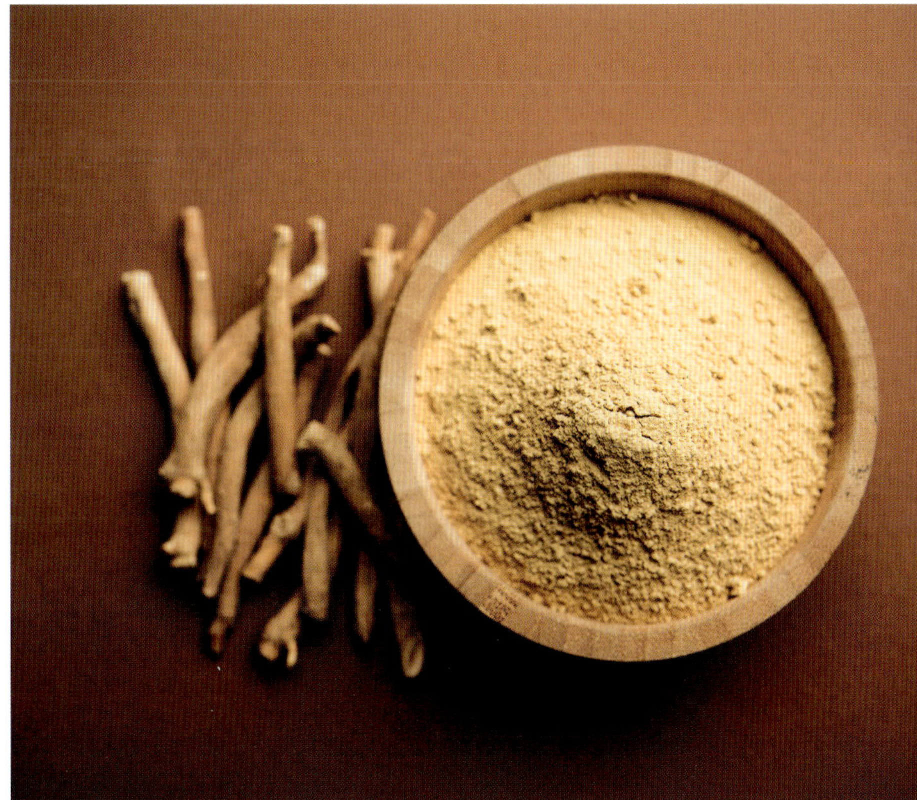

Polyphenole und Flavonoide

Ashwagandha enthält auch **Flavonoide** aus der Gruppe der **Polyphenole**, die zu den bioaktiven Substanzen gehören, mit einer starken antioxidativen Wirkung zum »Quenschen« (Unschädlichmachen) von freien Radikalen, also aggressiven Sauerstoffverbindungen.[57] Eine hohe Konzentration an Phenolsäuren und Flavonoiden wurde in Ashwagandha festgestellt: bis zu 32,58 Milligramm pro Gramm Trockengewicht bei den Phenolsäuren und bis zu 31,58 Milligramm pro Gramm Trockengewicht bei den Flavonoiden.[58] Beide Stoffgruppen zeigten eine hohe antioxidative Aktivität. An weiteren Polyphenolen wurden unter anderem Gallussäure, Coumarin- und Vanillesäuren entdeckt, ebenso Kaffeesäuren. Catechine waren mit der höchsten Konzentration – bis 13,01 Milligramm pro Gramm – vertreten.[59] Die Blätter enthalten die meisten Polyphenole. An Flavonoide wurden Catechine, Naringenin, Luteolin, Hesperetin, Kaempferol, Apigenin und Naringin identifiziert. Aus der Gruppe der Polyphenole hatte die Gruppe der Flavonoide die schwächste antioxidative Wirkung.[60]

Catechin ist eines der wichtigsten Polyphenole mit gesundheitlichen Vorzügen. Es ist in großen Mengen in Grüntee enthalten, der für seine antioxidative Wirkung bekannt ist. Moderne Studien haben gezeigt, dass Catechin verantwortlich ist für antioxidative Aktivität, Anti-Aging-Eigenschaften zur Verlangsamung des Alterungsprozesses aufweist und das Herz gesund erhält. Catechine reduzieren oxidativen Stress, verhindern die Bildung von zu vielen freien Radikalen sowie die Oxidation von Fetten und Cholesterin. Indem Catechine die Oxidation von LDL-Cholesterin verhindern, sinkt das Risiko für Arteriosklerose als Voraussetzung für die Entstehung von Herz-Kreislauf-Erkrankungen. Catechine spielen überhaupt eine wichtige Rolle zur Verlangsamung von degenerativen Prozessen im Körper.[61]

Da die Konzentration an Polyphenolen und Flavonoiden in den Blättern am höchsten ist, schlagen die Autoren der allerersten Studie zur Analyse dieser Pflanzenbegleitstoffe vor, sie in die menschliche Ernährung einzubeziehen. Das Ganze ist mehr als die Summe seiner Teile. Die gesunden Inhaltsstoffe von Pflanzen wirken oft synergetisch zusammen. Ich empfehle daher, Ashwagandha-Produkte aus der ganzen Pflanze einzunehmen, nicht isolierte Stoffe. So brauchen Enzyme zum Beispiel Cofaktoren wie Zink, um optimal wirken zu können. Ashwagandha wird übrigens in Indien stillenden Müttern verabreicht, damit ihre Milch sämiger und reichhaltiger wird und das Baby bestens mit Nährstoffen versorgt ist. Dies zeigt mir, welche besondere Stellung diese Pflanze in der Ayurveda-Lehre innehat und über welches gesundheitliche Potenzial sie verfügt.

Weitere aktive Inhaltsstoffe

Wie oben schon erwähnt, enthält Ashwagandha bioaktive **Tannine**, auch Gerbstoffe genannt. Sie wirken krebshemmend und weisen antimikrobielle Wirkungen auf. Außerdem wirken sie antientzündlich. Die **Saponine** oder Seifenstoffe in Ashwagandha stärken das Immunsystem, senken einen zu hohen Blutdruck, wirken antioxidativ und antibiotisch und hemmen Entzündungen. Sie lösen Schleim und verhindern damit eine Verschleimung des Organismus. Außerdem wirken sie antimykotisch, das heißt gegen pathogene Pilze.

Ashwagandha, das Antioxidans der Superlative

Der ORAC-Wert gibt Auskunft über die *oxygen radical absorbance capability*, die Fähigkeit eines Lebensmittels, freie Radikale zu absorbieren oder unschädlich zu machen. Der ORAC-Wert hat sich als eine robuste analytische Methode entwickelt. Aufgrund seiner klinischen Bedeutung, Sensibilität und Genauigkeit handelt es sich um die am häufigsten verwendete Methode, das antioxidative Potenzial von Lebensmitteln und Nahrungsergänzungsmitteln zu messen. Der ORAC-Wert bringt die Fähigkeit eines Antioxidans zum Ausdruck gegenüber dem Peroxilradikal, dem häufigsten reaktiven Sauerstoffmolekül im menschlichen Körper.[62]

In Zukunft kann es sein, dass unser Überleben von der Stärke unseres Immunsystems abhängt, und daher rücken Superfoods mit einem hohen ORAC-Wert wie Ashwagandha in den Fokus einer gesundheitsorientierten Öffentlichkeit. In diesem Zusammenhang ist der mit 8,487 µmol TE/100 Gramm extrem hohe ORAC-Wert der Ashwagandha-Wurzel von besonderem Interesse.[63] Zum Vergleich: Unser heimischer Star unter den Antioxidantien ist die Blaubeere mit 2,300 µmol TE/100 Gramm. Je höher der ORAC-Wert, desto höher ist die antioxidative Kapazität.

Die Fähigkeit des Blutes, freie Radikale zu neutralisieren, kann durch den Verzehr bestimmter Früchte, Gemüsesorten, Gewürze oder Heilkräuter mit hohen ORAC-Werten verbessert werden. Sie helfen im Kampf gegen Viren und Allergien, beugen Krebserkrankungen vor, schützen vor neurodegenerativen Erkrankungen, Diabetes und anderen chronischen Krankheiten. Gleichzeitig stärken sie das Immunsystem.

ORAC-reiche Adaptogene wie Ashwagandha können unser Immunsystem stärken und uns damit in die Lage versetzen, pathogenen Viren und Bakterien in Zukunft die Stirn zu bieten. Die

Corona-Pandemie hat gezeigt, dass das zukünftige Überleben der Menschheit und jedes einzelnen Menschen auch von dessen Immunkraft abhängt. Einen optimalen Schutz bieten eine gesunde Ernährungs- und Lebensweise sowie *Rasayana*-Pflanzen mit hohem ORAC-Wert. Ashwagandha als Nahrungsergänzungsmittel ist ein gutes Beispiel dafür.

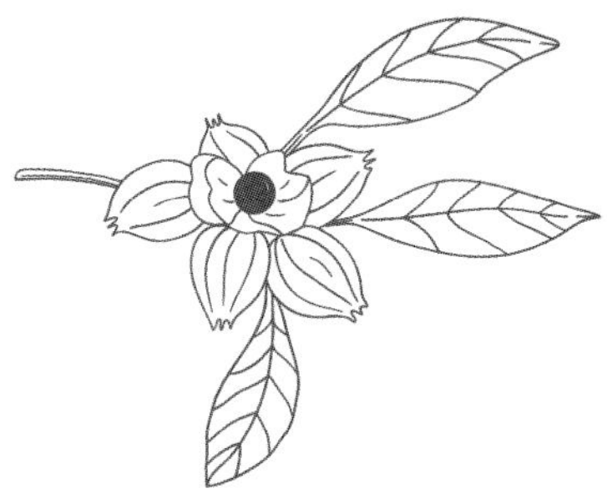

ASHWAGANDHA FÜR IHRE GESUNDHEIT

Ashwagandha gegen Stress

Ashwagandha ist ein Adaptogen, weil es uns resilienter gegenüber Stressfaktoren jeder Art macht. Resilienz ist die Fähigkeit, seine psychische Gesundheit auch während oder nach stressvollen Lebensereignissen aufrechtzuerhalten. Der Indische Ginseng reduziert den Spiegel des Stresshormons Cortisol, das als Zellgift wirkt, wenn es im Übermaß und auf Dauer vorhanden ist. Nur bei einem physiologisch niedrigen Niveau an Stresshormonen können wir in einem Bewusstseinszustand von heiterer Gelassenheit sein und souveräne Entscheidungen fällen.

Mäßiger und zeitlich begrenzter Stress – auch Eustress genannt (»eu« = »gut«) –, befähigt uns zu Höchstleistungen. Positiver Stress ist mit Begeisterung, Vorfreude und Glücksgefühlen verbunden. Chronischer Stress oder Distress – (»dis« = »schlecht«) – kann uns zermürben, unsere Energiereserven leeren und führt zum Verlust von Lebensenergie, die wir für alle körperlichen und seelischen Prozesse brauchen. Bei einem Übermaß an chronischem Stress reagieren wir selbst bei kleineren Herausforderungen überreizt, sind nervös, ängstlich, antriebsschwach und unsere Konzentration und unsere Aufmerksamkeitsspanne sinken. Wir sind müde und erschöpft und bekommen Schlafprobleme.

Der berühmte Stressforscher Dr. Hans Selye hat schon vor Jahrzehnten herausgefunden, dass Stress und negative Gefüh-

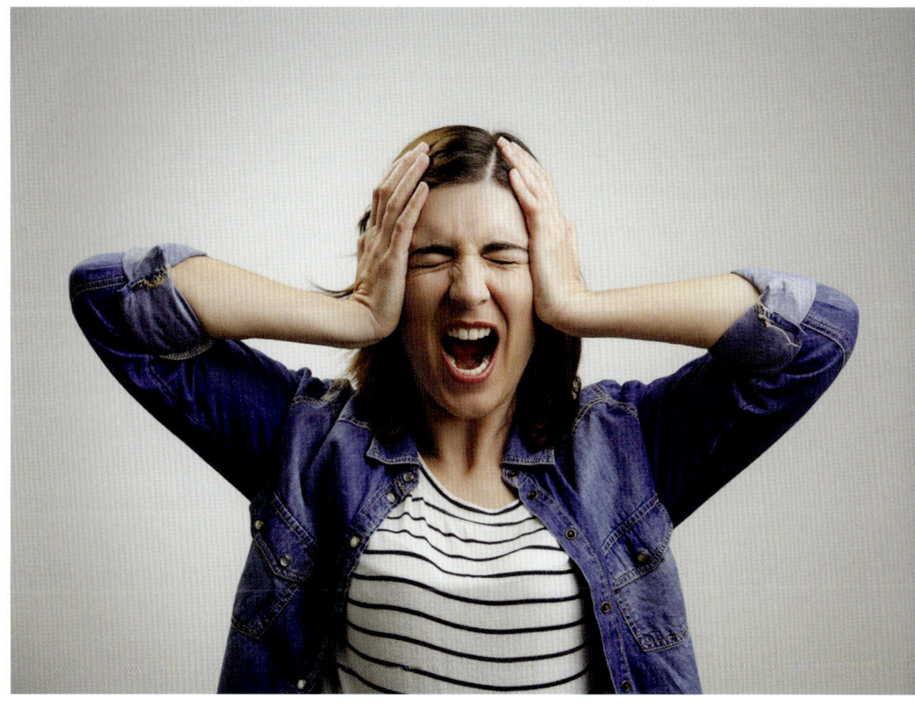

le und Gedanken als weitere Stressoren an der Entstehung fast jeder Krankheit beteiligt sind. Negative Gedanken und Gefühle, Sorgen und Ängste tragen wie nichts sonst zur Verkürzung unserer Lebensdauer bei, schreibt Neale Donald Walsch in seinem sensationell guten Buch und Bestseller *Gespräche mit Gott*, Band I.[64] Alle Körpersysteme sind von Stress betroffen, von der Verdauung über die Energieproduktion der Zellen, die Entgiftung und Herztätigkeit bis hin zum Immunsystem. Ist das Immunsystem schwach, neigen wir zu Infektionen, was wiederum Stress für unseren Organismus bedeutet. Viele Menschen sind in einer Abwärtsspirale von Stress und Krankheit gefangen. Es gibt fast keine Krankheiten, von Bluthochdruck über Herz-Kreislauf-Erkrankungen bis Krebs, die nicht von Stress ausgelöst oder verschlimmert werden können. Im ungünstigsten Fall landen wir in einem Burn-out oder im chronischen Müdigkeitssyndrom Fatigue.

Flexibilität und Resilienz hängen zu einem Teil von unserer genetischen Veranlagung ab. Unsere Anpassungsfähigkeit entscheidet, wie wir mit Herausforderungen umgehen, wie viel wir leisten können und wie wir uns dabei fühlen. Viele Menschen über 100 Jahre zeichnen sich durch Optimismus und Humor aus. Sie sehen Ereignisse heiter und gelassen, die andere schon in Katastrophenstimmung versetzen würden. Mein Großvater hat den gesamten Ersten Weltkrieg in den Schützengräben von Verdun verbracht und wurde trotzdem 105 Jahre alt. Mein Vater hat als Nachtjäger im Zweiten Weltkrieg zweimal Abschüsse seiner Flugzeuge und drei Bruchlandungen überlebt und war dennoch bis ins hohe Alter so rüstig, dass er mit 103 Jahren noch ohne Betreuung in seiner Wohnung lebte.

Über-Hundertjährige, die an Altersschwäche und nicht an Krankheiten sterben, sind die Ausnahme in unserer westlichen Gesellschaft. Chronischer emotionaler Stress ist für viele Menschen zum täglichen Begleiter geworden und hat in unserem Land epidemische Ausmaße angenommen. 70 Prozent der Deutschen haben erkannt, dass wir uns »zu Gefangenen gemacht haben zwischen Erwartungen von außen, scheinbar grenzenlosen Möglichkeiten und den eigenen Bedürfnissen, und sehen dies kritisch«.[65] Statt »Fomo« (*fear of missing out* oder die Angst, etwas zu verpassen) gibt es die gesündere Gegenbewegung »Jomo«, *joy of missing out*, also Freude daran haben, »nicht jeden Mist mitzumachen«.[66]

Hier kommen Adaptogene wie Ashwagandha ins Spiel. Warum? Sie mildern Stressreaktionen ab, weil ihre Inhaltsstoffe den Cortisolspiegel senken. Der Flucht-Kampf-Reflex unterbleibt. Die Nebennieren werden über die Regulierung der Hypothalamus-Hypophysen-Nebennieren-Achse (auch HHN-Achse ge-

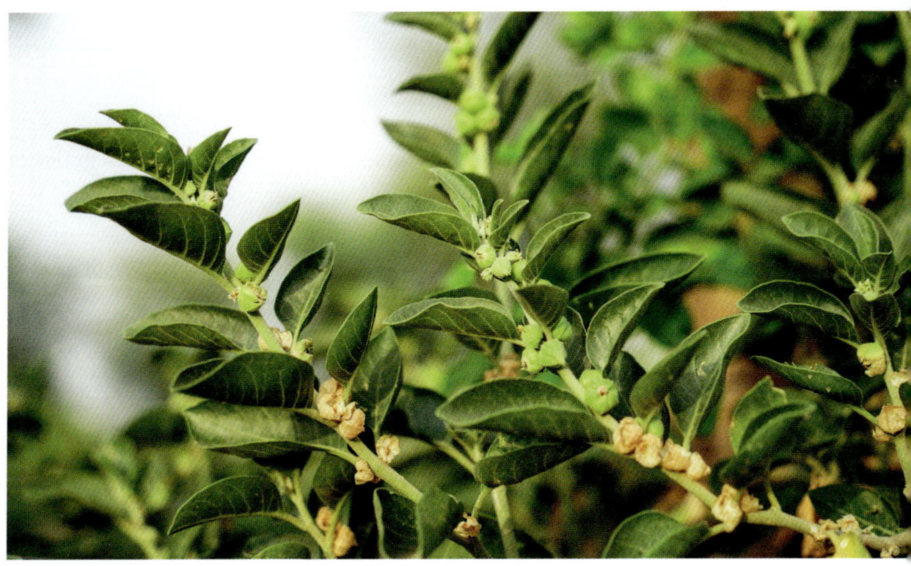

nannt) entlastet. Die Hypophyse wird auch als Meisterdrüse bezeichnet und steuert unser gesamtes Drüsensystem. Der Hypothalamus sitzt tief im Gehirn und sendet Stressinformationen an die Nebennieren. Ist das Niveau an Stresshormonen zu hoch, sind die Nebennieren Stresssituationen nicht mehr gewachsen. Ashwagandha behebt ursächlich die Symptome wie gesunkenes sexuelles Interesse und Leistungsabfall.

Stresshormone wurden früher durch Bewegung zügig abgebaut. Heute bleiben die Menschen bei Stress sitzen oder stehen und die Stresshormone zirkulieren weiter im Organismus. Die Folgen sind ein geschwächtes Immunsystem – man spricht auch von »Psycho-Immunologie«. Es kommt zu erhöhtem Blutdruck, Schlafmangel, Angstzuständen und Energielosigkeit durch Unterversorgung der Mitochondrien. Auch das Gehirn wird in Mitleidenschaft gezogen, was sich durch Minderung der Intelligenz, Gedächtnisverlust und Konzentrationsstörungen äußert. Auf die Dauer kann ein hoher Cortisolspiegel sogar zur Alzheimer-Erkrankung führen, indem Gehirnzellen schrumpfen und absterben. Chronischer Stress, ein hoher Cortisolspiegel und entzündliche Prozesse werden als Ursachen für die Entwicklung einer Demenzerkrankung diskutiert. Ashwagandha reduziert den Cortisolspiegel und das allgemeine Stressniveau, normalisiert die Produktion von Botenstoffen und fördert die Synapsenbildung oder Neuroplastizität auch noch im hohen Alter. Ashwagandha wirkt neuroprotektiv, das heißt, es schützt die Nervenzellen im Gehirn vor Krankheit und Degeneration.

Durch Ashwagandha kann mehr Energie in Form von ATP in den Kraftwerken der Zellen, den Mitochondrien, gespeichert werden, denn die Pflanze stärkt diese sowie den Zellstoffwechsel. Durch ihre starken Antioxidantien schützt die Pflanze die Zellen außerdem vor der Zerstörung durch freie Radikale. Zusätzlich erhöhen Adaptogene wie der Indische Ginseng die Aktivität der beiden zellschützenden Substanzen Glutathion und Superoxid-Dismutase (SOD). Bei beiden handelt es sich um antioxidative Stoffe, die der Körper selbst produziert.

Für Hobby- und Leistungssportler ist wichtig, dass Ashwagandha den Stress durch Höchstleistungen auffängt. Dabei entstehende freie Radikale werden aus dem Verkehr gezogen, die Selbstheilungskräfte bei Sportverletzungen angekurbelt und die Produktion von ATP in den Zellen erhöht. Auch die Menge an Kreatinphosphat, einer Energieeinheit in der Muskulatur, wird deutlich gesteigert. Ashwagandha erhöht Muskelmasse und Kraft und bringt mehr Sauerstoff in Muskeln und Gehirn. Die Schlagfrequenz des Herzens wird harmonisiert, Atmung und Herzfunktion werden optimiert. Kein Wunder, dass viele Leistungssport-

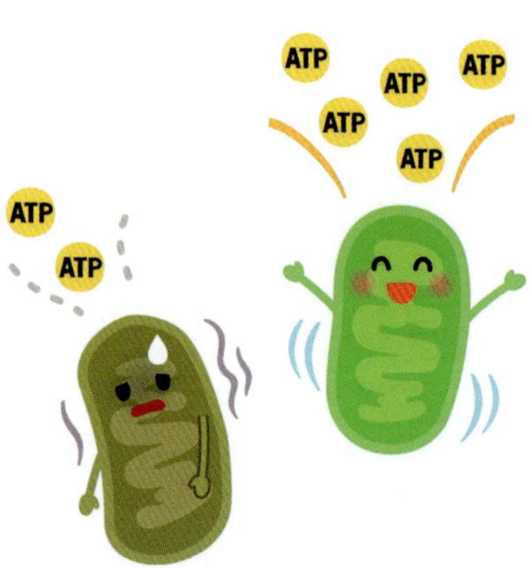

ler und ambitionierte Hobbysportler Adaptogene wie Ashwagandha nutzen als natürliche, gesunde und nebenwirkungsfreie Alternative zu verbotenen Dopingmitteln, die oftmals verheerende Nebenwirkungen haben.[67]

Bei Burn-out handelt es sich um eine Erschöpfungsdepression. Zu den Symptomen von Depressionen gehören Schlafprobleme, Antriebslosigkeit, ein »Gefühl der Gefühllosigkeit«, Müdigkeit, Hoffnungslosigkeit und Leistungsabfall. Ashwagandha stabilisiert das Nervensystem, bringt Vagus und Sympathikus wieder ins Gleichgewicht und wirkt angstlösend, antidepressiv, stimmungsaufhellend und nervenstärkend. Eine hervorragende Burn-out-Prophylaxe und für mehr Resilienz sind Ausdauersport – weil er wie Ashwagandha den Cortisolspiegel senkt –, eine vollwertige Ernährung, soziale Kontakte, eine sinnvolle Aufgabe im Leben und Entspannungsmethoden wie Reiki und Meditation.[68] Es gibt auch Kurse, die von den Krankenkassen bezuschusst werden, z.B. der achtwöchige Kurs »Resilienz im Umgang mit Stress«.[69] Das Gute: Resilienz ist formbar, lernbar und ist jene *ordinary magic* oder alltägliche Magie (nach der Psychologin Ann Masten), die uns auch Schicksalsschläge meistern lässt und uns vor Verzweiflung und Depression schützt.[70]

Was sagt die Wissenschaft?

Es gibt zahlreiche Tierstudien, welche die Anti-Stress-Wirkung von Ashwagandha belegen. Ich finde aber placebokontrollierte Studien am Menschen überzeugender, bei denen die Menschen nicht wissen, ob sie ein Mittel mit Wirkstoffen bekommen oder ein Placebo. Ashwagandha-Wurzelextrakt überzeugte in einer Studie über einen Zeitraum von 60 Tagen mit gestressten Männern. Es wurde beobachtet, dass Ängste zurückgingen, der Cortisolspiegel sank, ebenso der DHEA-Spiegel, eine Vorstufe von Androgenen und Stresshormonen.[71] Gleichzeitig stiegen der

GABA-Spiegel, der ein überreiztes Nervensystem herunterreguliert, und der Spiegel des Wohlfühl-Hormons Serotonin an. Bei den beteiligten Männern normalisierte sich der Testosteronspiegel, der durchschnittlich um 10,6 Prozent stieg. Ein ausgewogener Testosteronspiegel führt zu mehr Wohlbefinden.

Bei gesunden Erwachsenen sank mit Ashwagandha die Schmerzempfindlichkeit, ein Bestandteil von Resilienz.[72] Es reduzierte außerdem den Cortisolspiegel und Ängste bei 60 gesunden Erwachsenen über einen Zeitraum von acht Wochen.[73] Die Schlafqualität und sämtliche Stress-Parameter verbesserten sich ebenfalls. Auch eine Studie von B. Auddy und anderen ergab, dass ein Ashwagandha-Extrakt stressbedingte Parameter bei 130 chronisch Gestressten und ansonsten gesunden Probanden reduzierte.[74] Stress-Parameter wurden an Tag eins, dreißig und sechzig der zweimonatigen Studie gemessen. Das Cortisol im Blut sank, Blutdruck und Pulsrate normalisierten sich, die Blutfettwerte verbesserten sich und insgesamt verringerten sich die Risiken für eine Herz-Kreislauf-Erkrankung.[75]

Dnyanraij Choudhary und andere veröffentlichten 2017 eine Studie mit 52 Probanden zwischen 18 und 60 Jahren, die unter chronischem Stress litten. Die Teilnehmer bekamen Ashwagandha oder ein Placebo. Stress-Parameter wurden am ersten Tag, nach vier und nach acht Wochen gemessen. Die Verbesserung der Stress-Parameter war signifikant: Übergewichtige nahmen ab und ihr Body-Mass-Index verbesserte sich. In Stresssituationen ist bei vielen Menschen der Appetit größer, was die Gefahr für die Entstehung von Übergewicht mit sich bringt. Unkontrolliertes und emotionales Essen wurde in der Ashwagandha-Gruppe weniger. Der Grund dafür liegt in der Ausschüttung von Leptin, die bei sich bei der Reduzierung von Stress erhöht und das Bedürfnis nach Nahrungsaufnahme mindert. Ängste in der Ashwagandha-Gruppe reduzierten sich, Nervosität nahm ab und das Schlafverhalten verbesserte sich signifikant. Die Verträglichkeit war gut.[76] K. Chandrasekhar und andere kamen in einer 2012 veröffentlichten Studie zu ähnlichen Ergebnissen.[77] Nach 60 Tagen war das Niveau von Cortisol im Blut in der Ashwagandha-Gruppe mit 32 Probanden um beachtliche 27,9 Prozent gesunken im Vergleich zur Placebogruppe. Die Resilienz gegenüber Stressfaktoren wuchs signifikant und damit die Lebensqualität. Die Stress-Parameter Ängstlichkeit, Schlaflosigkeit, körperliche Beschwerden, Depressionen und soziale Beziehungen hatten sich in der Ashwagandha-Gruppe im Vergleich zur Placebogruppe zwischen sensationellen 58 und 89 Prozent verbessert.[78] Ich finde diese Ergebnisse überzeugend und beeindruckend.

Ashwagandha wurde in seiner Anti-Stress-Wirkung mit Koreanischem Ginseng verglichen, einem weiteren Adaptogen. Die Wirkung war bei beiden Heilpflanzen ähnlich überzeugend. Der Vorteil von Ashwagandha: Es gibt keine Toleranz- oder Abhängigkeitsentwicklung.[79] Stress geht oft Hand in Hand mit Ängsten. Eine Studie mit von Angststörungen betroffenen Menschen ergab bei 72 Prozent signifikante Verbesserungen schon innerhalb von vierzehn Tagen. Die Studie lief über 18 Monate, es wurden keine Nebenwirkungen beobachtet.[80] Eine Studie von Cooley und anderen aus dem Jahr 2009 bestätigt, dass Ashwagandha Ängste löst und Stress abbaut.[81] Ashwagandha unterstützt die Wirkung von GABA oder Gamma-Aminobuttersäure, einem Botenstoff oder Neurotransmitter, der ein angegriffenes Nervensystem stärkt und zu mehr innerer Ruhe verhilft.[82]

Eine Studie mit Angestellten, die unter Stress am Arbeitsplatz litten, brachte ebenfalls überzeugende Ergebnisse in der Ashwagandha-Gruppe. Allerdings sanken die Stressparameter bei denjenigen, die in Schichtbetrieb arbeiteten, nicht so stark wie bei denen mit normalen Arbeitszeiten. Dies erklärt sich daraus, dass Schichtarbeit mit Wechselschichten an sich schon einen massiven Stressfaktor darstellt.[83] Ashwagandha normalisiert das Niveau der bei Stress reduzierten Ausschüttung von körpereigenen Antioxidantien wie Superoxid Dismutase SOD, Catalase und Glutathionperoxidase.[84]

Ashwagandha ist in östlichen Ländern wie Indien das am häufigsten verwendete Adaptogen für Tiere. Nach Winston und Maimes wird es zur Beruhigung von Hunden und anderen Tieren bei Nervosität, Angst, übermäßigem Bellen und Überregung verwendet.

Ashwagandha, das zeigt eine überwältigend große Zahl an tierbasierten, aber auch eine ausreichend große Zahl von Humanstudien, ist ein wirksames Mittel zur Reduzierung von Stress und damit zur Gesundheitsprophylaxe in herausfordernden und bewegten Zeiten. Heitere Gelassenheit und überlegte Entscheidungen sind bei einem gewissen Niveau von Stresshormonen nicht möglich.

Ich empfehle zum Stressmanagement auch regelmäßiges Ausdauertraining sowie Meditation und das authentische Reiki, eine einfache und wirksame Methode für Tiefenentspannung und Stressabbau, mit der ich seit 1984 Erfahrung habe und Kurse gebe. Gleichzeitig empfehle ich, sich mit den Büchern des Autors Neale Donald Walsch zu beschäftigen, wie zum Beispiel *Gespräche mit Gott*, oder mit den Werken von Eckart Tolle, der mit *Eine neue Erde* ein sehr anregendes Buch geschrieben hat. (Die Bücher sind auch als Hörbücher erhältlich.) Wenn wir nicht wissen, wer wir sind, tappen wir im Dunkeln und sind uns unserer Bedeutung und unseres Wertes, aber auch des Sinns unseres Lebens nicht ausreichend bewusst. Nur wer weiß, wer er ist, bleibt stressfrei und gelassen in jeder Lebenslage und meistert sein Leben, anstatt es nur zu erleben. Wir erkennen: Ich bin Ursache, nicht Wirkung dessen, was ich erlebe und wie ich das Erlebte emotional interpretiere. Empowerment und Selbstwirksamkeit sind die Lösung.

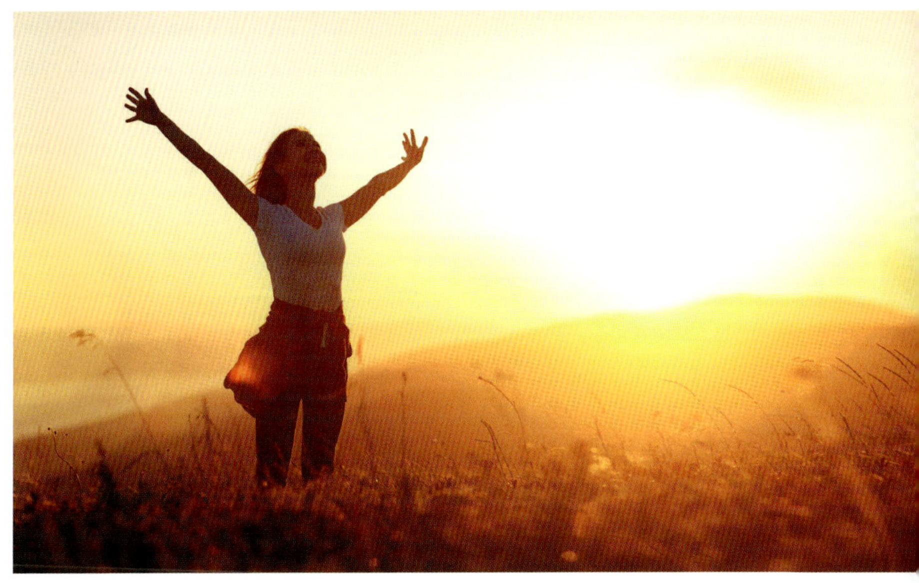

Mit Ashwagandha Ängste überwinden

Angststörungen sind die häufigsten psychischen Störungen. Jeder Vierte leidet im Laufe seines Lebens zu irgendeinem Zeitpunkt daran.[85] Nach Daten der Modulstudie zur psychischen Gesundheit des Robert-Koch-Instituts entwickeln rund fünfzehn Prozent der Menschen zwischen 18 und 79 Jahren Angststörungen. Für Frauen liegen sie mit rund 21 Prozent höher als bei Männern mit rund neun Prozent.[86] Im Laufe ihres Lebens sind etwa fünf Prozent der Bevölkerung von einer Panikstörung betroffen, Frauen etwa doppelt so häufig wie Männer.[87] Bei einer sogenannten generalisierten Angststörung (GAS) befinden sich die Betroffenen ständig in ängstlicher Besorgnis, dass etwas Schlimmes passieren könnte. In den Büchern von Neale Donald Walsch heißt es, negative Gedanken, Gefühle und Sorgen tragen am meisten zu einer verkürzten Lebensdauer bei. Angststörungen können mit der Zeit körperlich krank machen oder auch als Begleiterscheinungen einer anderen Krankheit wie Diabetes oder Herz-Kreislauf-Erkrankungen auftreten.[88]

Was sagt die Wissenschaft?

Schon im Jahr 2000 zeigte sich in Versuchen mit Ratten, dass Ashwagandha-Wurzelextrakt bei Ratten eine angstlösende Wirkung erzielt, die bereits nach fünf Tagen einsetzte und vergleichbar war mit der Wirkung des Benzodiazepins Lorazepam.[89] Im gleichen Jahr wurde die erste placebokontrollierte Doppelblindstudie mit Menschen zum Thema Angst durchgeführt. 88 Prozent der Ashwagandha-Gruppe erlebte eine signifikante Verbesserung ihrer Symptome. Nebenwirkungen wurden nicht beobachtet.[90]

Einige doppelblinde, placebokontrollierte Studien zeigen, dass Ashwagandha Angstsymptome bis zu 70 Prozent und mehr bei Patienten mit Angststörungen reduziert.[91] Die Dosierungen reichten von 125 bis 2000 Milligramm Ashwagandha-Wurzelextrakt pro Tag. In B. Auddys Studie von 2008 kam heraus, dass der Cortisolspiegel signifikant um 30 Prozent sank bei der Gruppe, in der die höchste Menge von Ashwagandha-Wurzelextrakt verabreicht wurde (250 mg, dreimal täglich). Gleichzeitig stieg der DHEA-Spiegel um 32 Prozent. DHEA gilt als Anti-Stress-Hormon sowie als Anti-Aging-Hormon. Im fortgesetzten Lebensalter sinkt der DHEA-Spiegel und steigt der Cortisolspiegel. Ängste werden durch Stress ausgelöst oder verschlimmert. Bei einem gesunden DHEA-Spiegel ist man stressresistenter. Auch der CRP-Wert, ein Entzündungsmarker, der bei Stress erhöht ist, sank in den Gruppen, die Ashwagandha einnahmen.

Ein Jahr später erschien das Ergebnis einer Studie, die mit 75 Patienten in Kanada durchgeführt wurde. Alle Teilnehmer litten unter Angststörungen.[92] Die Beschwerden bestanden aus Hitzegefühlen, Kribbeln, Zittern, Benommenheit, Angst vor dem Tod, Angst vor Kontrollverlust und Angst vor Katastrophen. Weitere

Symptome waren Ruhelosigkeit, Atemprobleme, die Unfähigkeit zur Entspannung sowie Unsicherheit und mangelndes Selbstwertgefühl. Die eine Gruppe erhielt täglich 600 Milligramm Ashwagandha-Wurzelextrakt sowie Ernährungsberatung und Atementspannungsübungen, die andere Gruppe bekam Psychotherapie, Atementspannungsübungen sowie ein Placebo verordnet. In der Ashwagandha-Gruppe gingen die Beschwerden um 56,5 Prozent zurück, in der zweiten Gruppe immerhin um 30,5 Prozent. Bei den Teilnehmern der Ashwagandha-Gruppe nahmen Konzentrationsfähigkeit und Energie zu und die Tagesmüdigkeit deutlich ab, was auf eine bessere Schlafqualität hindeutet. Auch bei Patienten mit Schizophrenie sanken Angst- und Depressionssymptome erheblich.[93]

Eine weitere Doppelblind- und placebokontrollierte Studie mit Patienten, die an obsessiven Zwangshandlungen (auch OCD, von *obsessive cumpulsary disorder*) litten, ergab eine Verringerung der Symptome auf der OCD-Skala von 26 auf 18 in einer Skala von 0 bis 40.[94] Bereits ein bis drei Prozent der Kinder und Jugendlichen leiden darunter.[95]

Die Studien mit Patienten, die unter Angststörungen litten, dauerten zwei bis acht Wochen. Meistens wurden Wurzelextrakte, manchmal auch Wurzel- und Blattextrakte verabreicht.

Warum wirkt Ashwagandha bei der Entstehung von neurodegenerativen Erkrankungen wie Angststörungen? Hintergrund ist, dass bei Angststörungen Entzündungen im Gehirn eine Rolle spielen und hier die antientzündliche Wirkung von Ashwagandha greift: Es schützt durch seine Antioxidantien die Gehirnzellen vor dem Angriff freier Radikale.[96] Ashwagandha steigert nachweislich die Produktion von GABA – Gamma-Aminobuttersäure –, dem wichtigsten Botenstoff im Gehirn.[97] Dieser Neurotransmitter wirkt angstlösend, beruhigend, hebt den Serotoninspiegel und wirkt damit als Stimmungsaufheller Depressionen und Ängsten entgegen. Eine andere Wirkweise von Ashwagandha besteht darin, dass es die Hypothalamus-Zirbeldrüse-Nebennieren-Achse oder einfacher ausgedrückt die Stressachse ins Gleichgewicht bringt, wobei das Niveau des Stresshormons Cortisol um 23 bis 33 Prozent vermindert wird, wie zahlreiche Studien belegen.[98]

Ashwagandha zur Förderung der kognitiven Funktionen

Gedächtnis und kognitive Fähigkeiten wie Konzentration, Problemlösungskapazität, Kreativität und Intelligenz lassen im Alter oft nach. Aber auch schon in jüngeren Jahren kann der Abbau dieser Fähigkeiten bedingt durch chronischen Stress, einen Mangel an Vitalstoffen und Stoffwechselerkrankungen wie das metabolische Syndrom oder Diabetes Typ II beginnen. Neurodegenerative Erkrankungen wie Demenz oder Morbus Parkinson betreffen daher immer mehr jüngere Menschen.

Was sagt die Wissenschaft?

Es liegen zahlreiche Tierstudien, aber auch etliche Humanstudien zu diesem Thema vor, darunter einige Doppelblind- und placebokontrollierte Studien.[99]

Verschiedene Patientengruppen mit leichten kognitiven Defiziten und einer bipolaren Störung profitierten von Ashwagandha, indem sich die Leistungsfähigkeiten des Lang- und Kurzzeitgedächtnisses signifikant verbesserten ebenso wie ihre psychomotorischen Fähigkeiten.[100] Insgesamt verbesserten sich durch Ashwagandha Gedächtnis, Reaktionszeit und Sozialverhalten. Auch die Ergebnisse von Versuchen mit gesunden Männern und Frauen zeigten eine Steigerung der kognitiven Fähigkeiten.[101] Bei den gesunden Männern wurden deutliche Verbesserungen schon nach zwei Wochen beobachtet, wobei diese sich über den Untersuchungsraum von acht Wochen noch weiter steigerten.

Als Mechanismen dahinter werden die antientzündlichen und antioxidativen Stoffe in Ashwagandha betrachtet, welche die Gehirnzellen vor neurodegenerativen Prozessen schützen.[102]

Alzheimer, Demenz und andere chronische Nervenerkrankungen

Die **Alzheimer-Erkrankung** ist für rund 70 Prozent aller Demenz-Fälle verantwortlich. Allein in Deutschland leiden rund 1,5 Millionen Menschen an Alzheimer. Immer mehr jüngere Menschen etwa ab dem 40. Lebensjahr sind betroffen. Ich kenne einen Mann Mitte vierzig, der im Altersheim lebt, weil seine Frau sich nicht mehr ausreichend um ihn kümmern kann. Im Endstadium erleben Alzheimer-Patienten oft eine Persönlichkeitsveränderung und erkennen ihre engsten Angehörigen nicht mehr.

Die Krankheit entsteht durch Protein-Ablagerungen im Gehirn, durch die Nervenzellen zerstört werden. Die gute Nachricht: »Man kann der Erkrankung schon in jungen Jahren vorbeugen«, sagt Professor Christoph Kleinschnitz, Chef-Neurologe in Essen.[103] Guter Schlaf ist wichtig, so Kleinschnitz, weil dadurch Protein-Ablagerungen abgebaut werden. Ashwagandha fördert guten Schlaf, wie ich später erörtern werde. Soziale Aktivitäten sind ebenso wichtig, weil sie Einsamkeit und Depressionen vermeiden, beides sind Risikofaktoren für die Entstehung einer Alzheimer-Erkrankung. Sport und gesunde Ernährung – vollwertig und pflanzenbasiert – senken ebenfalls das Demenz-Risiko. Außerdem sollte ein zu hoher Blutdruck richtig eingestellt und bei Hör- und Sehproblemen ein Arzt aufgesucht werden, da auch schlechtes Hören und Sehen das Demenrisiko erhöhen.[104] Ashwagandha reduziert einen zu hohen Blutdruck und schützt das Herz.

Zahlreiche Studien belegen, dass Ashwagandha Krankheiten wie Demenz und Alzheimer vorbeugen kann, indem Neuriten vermehrt neu nachwachsen, Gehirnzellen geschützt werden, sich mehr Synapsen bilden und das Gedächtnis sich verbessert.[105] Aktive Bestandteile der Pflanze schützen Nervenzellen im Gehirn vor den toxischen Auswirkungen des an Alzheimer beteiligten Amyloid-Beta-Proteins.[106]

Studien haben gezeigt, dass Antioxidantien in Ashwagandha beim Einfangen und Unschädlichmachen von freien Radikalen, die sich während der Entstehung und Weiterentwicklung der Alzheimer-Erkrankung bilden, von Vorteil sein können. Die Withanolide in der ganzen Pflanze haben sich in Studien als stärkere Radikale fangende Antioxidantien erwiesen als solche, die man in kommerziellen Präparaten findet.[107] Withanolide können die Bildung von B-Amyloid-Fibrillen verhindern, die zur Entwicklung der Alzheimer-Erkrankung beitragen.[108]

Morbus Parkinson

Morbus Parkinson ist eine chronisch fortschreitende neurodegenerative Erkrankung, die zu verlangsamten Bewegungen, unkontrollierbarem Zittern und steifen Muskeln führt. Weitere Symptome sind eingefrorene Bewegungen, leise und undeutliche Sprache, ein schlurfender Gang und ein starrer, wächserner Gesichtsausdruck. Ursache der Parkinson-Erkrankung ist die nachlassende Produktion des Botenstoffes Dopamin infolge des Absterbens von dopaminproduzierenden Zellen in der *Substantia nigra*, der sogenannten Schwarzen Substanz im Mittelhirn. Dieser Botenstoff ist notwendig zur Signalübermittlung zwischen Gehirn und Muskulatur. Wenn das typische Zittern auftritt, ist bereits der größte Teil der entsprechenden Nervenzellen zerstört. Erste Symptome können Schlafstörungen oder Verstopfung sein, ein schlechter Geruchssinn und Depressionen. Als Vorstufe gilt eine sogenannte REM-Schlafverhaltensstörung. Die Betroffenen bewegen sich im Traum und schlagen um sich. Nach Alzheimer ist die Parkinson-Krankheit, früher Schüttellähmung genannt, die zweithäufigste neurodegenerative Erkrankung in Deutschland. Neben Medikamenten, die den Dopaminmangel ausgleichen, werden auch Hirnschrittmacher operativ eingesetzt oder ein hochfokussierter Ultraschall angewandt zur Zerstörung bestimmter Gewebebereiche im Gehirn. Stammzellentherapie wird wegen des großen Aufwands im Labor und der relativ hohen Kosten nur wenig für Parkinson-Patienten eingesetzt.

Ashwagandha kann die Motorik bei Morbus Parkinson verbessern, indem es den Dopaminspiegel bei den Betroffenen erhöht. Wie Tierversuche an Ratten und Mäusen zeigten, schützt Ashwagandha die dopaminproduzierenden Zellen und bewahrt sie damit vor dem Zelltod.[109] Bei den Versuchstieren mit Morbus Parkinson wurde außerdem festgestellt, dass nicht nur Entzündungen von Nervenzellen im Gehirn zurückgingen, sondern das Gehirn auch von Umweltgiften wie dem Fungizid Mancozeb und dem Herbizid Paraquat befreit wurde, die beide nachweislich dopaminproduzierende Zellen schädigen.

Die antioxidativen und nervenschützenden Eigenschaften von Ashwagandha kommen Parkinson-Patienten insgesamt zugute und könne auch als Prophylaxe gegen die typischen Erstarrungen von Gliedmaßen dienen: Die Pflanze unterdrückte Studien zufolge die durch Haloperidol hervorgerufene sogenannte Katalepsie,[110] das Verharren in einer starren Körperhaltung mit maximal erhöhtem Muskeltonus. Der Ashwagandha-Extrakt aus Glycowithanoliden unterband neuroleptische, von schmerzhaften Muskelkrämpfen begleitete Bewegungsstörungen, Dyskinesie genannt. Bei Mäusen war Ashwagandha in der Lage, schwer beschädigte Nervenzellen zu reparieren, was Forschern Hoffnung macht für eine Behandlung von Parkinson-Patienten mit Ashwagandha.[111]

Das Potenzial von Ashwagandha bei Amyotropher Lateralsklerose (ALS)

Die Amytrophe Lateralsklerose, kurz ALS genannt, ist eine unaufhörlich fortschreitende neurodegenerative Erkrankung, bei der besonders die Bewegungsneuronen betroffen sind und die zu Muskellähmung führt. Die Krankheit ist nicht heilbar und führt meist innerhalb von drei bis fünf Jahren zum Tod. Ihre Ursache ist mit Ausnahme der seltenen erblichen Form bisher unbekannt. Pro Jahr erkranken ein bis zwei Menschen pro 100 000 an ALS. Die Krankheit beginnt in der Regel zwischen dem 50. und 70. Lebensjahr, selten sind auch jüngere Erwachsene betroffen. Männer erkranken häufiger als Frauen. Weltweit nimmt ALS leicht zu. Die Erkrankung der motorischen Nervenzellen im Rückenmark und in ihren Fortsätzen zur Muskulatur führt zu unwillkürlichen Muskelzuckungen, Muskelschwäche und Muskelschwund an Armen und Beinen sowie der Atemmuskulatur. Bei einigen Patienten ist die Sprach-, Kau- und Schluckmuskulatur betroffen, sie haben Schluckbeschwerden und können sich schlecht artikulieren.[112]

Der berühmteste ALS-Kranke ist Stephen Hawking. Der bekannteste Physiker seiner Zeit ertrug die Krankheit mit Gleichmut. Nur zehn Prozent der Betroffenen überleben die Diagnose mehr als zehn Jahre. Hawking überlebte sie mehr als fünfzig Jahre. Eckart Tolle hat in seinem Buch *Eine neue Erde* diesen außergewöhnlichen Menschen mit seiner einzigartigen Geschichte gewürdigt, den der Autor als einstiger wissenschaftlicher Mitarbeiter an der Universität persönlich getroffen hatte: Seine Studenten mussten ihrem Professor beim Essen helfen, da ihm ständig etwas aus dem Mund fiel, was man mit einem Teller aufzufangen versuchte. Doch wenn er an einem vorbeiging, konnte man ein besonderes Leuchten in Hawkings Augen sehen, das zeigte, dass er nicht an dieser furchtbaren Krankheit verzweifelte, sondern weit darüber hinausgewachsen war. Ich frage mich, ob Ashwagandha ihm vielleicht zu mehr Lebensqualität hätte verhelfen können?

Indische und kanadische Wissenschaftler befassen sich seit einigen Jahren mit den Möglichkeiten von Ashwagandha bei Amyotropher Lateralsklerose. In Kanada ist das Canadian ALS Research Network hier führend, das Studien mit Ashwagandha in allen zehn ALS-Zentren in Kanada durchführt.[113] Bisherige Untersuchungen ergaben, dass Ashwagandha Entzündungen, die oft mit ALS einhergehen, ausbremst. Symptome werden gemildert, indem sich Withanolide an Proteine binden, deren Spiegel bei ALS erhöht ist, und diese zur Ausscheidung bringen. Kallol Dutta: »Aufgrund der Datenlage über die Effektivität von Ashwagandha und unseren eigenen Beobachtungen besonders in ALS-Modellen schlagen wir vor, dass Ashwagandha-Extrakte als experimentelle Therapie in Zukunft in klinischen Studien eingesetzt werden.«[114] Der Forscher macht sich Gedanken darüber, welche der Withanolide (Withaferin A, Withanolid A, Withanosid IV oder Withanamide) in welcher Dosierung dafür infrage kommen. Vielleicht wäre der Extrakt aus der ganzen Wurzel die Lösung, weil die Inhaltsstoffe synergetisch zusammenwirken und sich so verstärken. Wie dies im Einzelnen geschieht, ist ein Geheimnis, das die Wissenschaft vielleicht nie ganz entschlüsseln wird. In meinen Augen ist die Natur nicht zu toppen.

Weitere neurodegenerative Erkrankungen, bei denen Ashwagandha hilft

Die **Huntington-Krankheit** ist eine Erbkrankheit, die dazu führt, dass Nervenzellen namens Basalganglien im Gehirn zerstört werden und schließlich absterben. Diese Erkrankung betrifft bis zu zehn von 100 000 Menschen. Zu den Symptomen gehören unter anderem leichte Erregbarkeit, Traurigkeit oder Apathie; viele Betroffene ziehen sich innerlich zurück. Auch Schlafprobleme gehören zu den Symptomen, Müdigkeit und Energieverlust sowie häufige Gedanken an das Sterben und an Selbstmord. Während des Verlaufs kommt es zu auffälligen unwillkürlichen Bewegungen, geistigem Verfall und schließlich zum Tod. Nach Auftreten der ersten Symptome haben Erkrankte eine Lebenserwartung von zehn bis 25 Jahren. Meist treten die Symptome erst im Alter von dreißig bis fünfzig Jahren auf. Durch die Einnahme von Ashwagandha konnte eine deutliche Verbesserung der kognitiven und motorischen Fähigkeiten der Betroffenen erreicht werden. Erklärt wird dies mit der Reduktion von oxidativem Stress, der Wiederherstellung eines hohen Niveaus an Antioxidantien und der Verbesserung der Aktivität eines Enzyms namens Acetylcholinesterase.[115]

Epilepsie ist eine Erkrankung, bei der das Gehirn oder einzelne Hirnbereiche überaktiv sind und zu viele Signale aussenden. Die Tätigkeit der Botenstoffe ist aus dem Gleichgewicht geraten, was die sogenannten epileptischen Anfälle auslöst. Es können dabei entweder einzelne Muskeln oder der ganze Körper so verkrampfen, dass man das Bewusstsein verliert. Etwa zwei bis vier Prozent aller Menschen erleiden in ihrem Leben einen einzelnen epileptischen Anfall, 0,5 bis ein Prozent entwickeln eine manifeste Epilepsie. Epileptische Anfälle können sowohl durch körperlichen als auch psychischen Stress getriggert werden. Etwa drei von zehn Betroffenen haben trotz Antiepileptika weiter regelmäßig Anfälle. Parihar und Hemnani konnten 2003 zeigen, dass die antioxidativ wirkenden Polyphenole in Ashwagandha Schäden im Hippocampus beheben.[116] Ashwagandha hat auch eine antikonvulsive Wirkung, das heißt, die Inhaltsstoffe der Pflanze dämpfen das »Feuern« der Neuronen durch die Modulierung des GABA-energetischen Systems. GABA ist die Abkürzung für Gamma-Aminobuttersäure, einen wichtigen Neurotransmitter. So konnten bei Epileptikern mit Ashwagandha-Extrakt dank seiner antioxidativen Wirkung sogar Gedächtnislücken beseitigt werden.[117]

Ein fittes Gehirn auch im fortgeschrittenen Alter: Hilfe sogar für alternde Tiere!

Ashwagandha erhöht die Neuroplastizität. Das ist die Fähigkeit des Gehirns, sich zu verändern und immer wieder neue Synapsen, sozusagen »Verschaltungen«, aufzubauen. Besonders wichtig ist dies im Alter, damit das Gehirn und damit der ganze Mensch in der Lage bleiben, sich an neue Herausforderungen anzupassen.[118]

Ashwagandha wird allein oder zusammen mit *Bacopa*, einem weiteren Adaptogen, erfolgreich bei Katzen und Hunden mit kognitiver Dysfunktion und anderen Alterungserscheinungen angewendet. »Ergebnisse stellen sich meist nur langsam ein, aber bei Symptomen wie ziellosem Herumlaufen, Bellen und Verwirrung lassen sich deutliche Verbesserungen feststellen.«[119]

Forscher sind optimistisch: »Wir sagen voraus, dass in der Zukunft Extrakte von Ashwagandha bedeutend zur Prävention und Behandlung von neurokognitiven Erkrankungen beitragen werden.«[120]

Ashwagandha für einen gesunden Schlaf

Wer unter chronischem Stress oder seelischen Störungen leidet, hat in der Regel auch Einschlaf- oder Durchschlafprobleme. Wer morgens nicht richtig ausgeruht ist, ist nicht wirklich leistungsfähig, und seine Stimmung ist meist im Keller. Sekundenschlaf aufgrund von Schlafmangel ist sehr gefährlich und oftmals für Arbeits- und Verkehrsunfälle verantwortlich. Wer sich unausgeschlafen ans Steuer setzt und sich nicht genügend Pausen gönnt, gefährdet nicht nur sich selbst, sondern auch andere.

Ab und zu mal schlecht schlafen ist normal. Aber laut DAK-Gesundheitsreport 2017 sind Schlafstörungen bei Berufstätigen im Alter zwischen 35 und 65 Jahren seit 2010 um 66 Prozent angestiegen.[121] Derzeit fühlen sich 80 Prozent der Arbeitnehmer betroffen, das sind etwa 34 Millionen Menschen. Jeder zehnte Arbeitnehmer, also rund 3,4 Millionen Menschen, leidet unter einer schweren Schlafstörung. Die Zahl dieser Betroffenen stieg zwischen 2010 und 2017 um 60 Prozent an. 43 Prozent der Erwerbstätigen sind bei der Arbeit müde. Im Vergleich zu 2010 schluckten 2017 fast doppelt so viele erwerbstätige Menschen Schlafmittel.

Schlafprobleme können der Gesundheit massiv schaden. Das Risiko für Depressionen und Angststörungen wächst, aber auch das für Übergewicht, Diabetes Typ II und eine Schwächung des

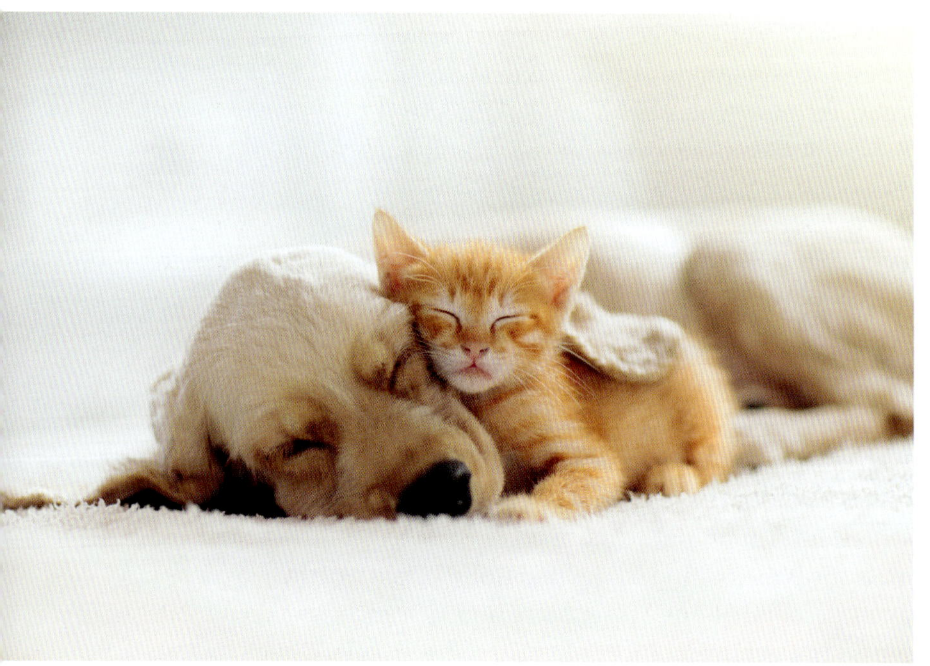

Immunsystems. Während des Schlafs steigt das Niveau von Antikörpern im Blut wie dem Tumornekrosefaktor, einem wichtigen Botenstoff zu Bekämfung von Krebszellen, und auch die Zahl der sogenannten Natürlichen Killerzellen (NKZ) steigt um das Zehnfache an.[122] Sogar die Lebenserwartung wird bei andauerndem Schlafmangel verkürzt. 43 Prozent der Betroffenen nehmen Schlafmittel auf Rezept, jeder zweite kauft der DAK zufolge Schlafmittel in der Apotheke oder Drogerie. Das Abhängigkeits-Potenzial von Schlafmitteln wird häufig unterschätzt. Weitere Informationen über gesunden Schlaf finden Sie unter www.dak.de/schlaf und der Hotline 040-325 325805.

Ursachen für Schlaflosigkeit können Leistungsdruck, mobbende Arbeitskollegen oder Chefs sein, aber auch Stress in der Familie sowie generell Ängste und Sorgen. Ausreichend Schlaf ist wichtig, damit sich das Immunsystem regenerieren und der Organismus entgiften kann. Im Schlaf werden Informationen abgespeichert und einsortiert, also der Lernprozess des Tages fortgesetzt.

Die Verordnung von verschreibungspflichtigen Schlafmitteln wird von Ayurveda-Ärzten äußerst kritisch gesehen, weil diese innerhalb einer Woche eine Abhängigkeit erzeugen können.[123] Auch rezeptfreie Schlafmittel aus der Drogerie, der Apotheke oder dem Internet sind nicht problemlos, da sie den natürlichen Schlafrhythmus stören und ihre Einnahme keine Ursachentherapie ist. Sie können außerdem das Immunsystem schwächen. Die Ayurveda-Lehre geht von einer natürlichen »Integrität«, auch Homöostase genannt, dem innerem Gleichgewicht des Körpers, aus. Adaptogen wirkende Pflanzen wie Ashwagandha – so die Ayurveda-Lehre – reinigen die *Shrotas*, die sogenannten mikrozirkulären Kanäle im Körper. Sind diese Kanäle wieder frei, kann *Ojas* (die essenzielle Lebensenergie), die das Körper-Seele-Geist-System beherrscht und die Ebenen miteinander verbindet, wieder das System fluten.[124] Ashwagandha weist mit ihrem lateinischen

Namen *somnifera* schon auf ihre Wirkung als »Schlaffördernde« hin. Die Ayurveda-Lehre empfiehlt, bei Schlafstörungen vor 22 Uhr zu Bett zu gehen, sich täglich zu bewegen, Büffelkäse zu essen wegen seines hohen Gehaltes an schlafförderndem L-Tryptophan und den Medienkonsum einzuschränken. »Ashwagandha ist essenziell für einen guten Schlaf, weil es das Zusammenspiel des Verstandes mit den Sinnen fördert.«[125] Empfohlen wird ein halber bis ein Teelöffel Wurzelmehl zweimal täglich vorzugsweise in warmer Milch angerührt.[126]

Was sagt die Wissenschaft?

In Tierversuchen an gestressten Affen, Mäusen und Ratten zum Beispiel führte die Verabreichung von Ashwagandha zu einer Verbesserung der Schlafqualität.[127] S. Prasad und andere fanden schon 1968 heraus, dass Ashwagandha beruhigend auf das zentrale Nervensystem wirkt und die Schlafqualität verbessern kann.[128] Auch neuere Studien bestätigen diesen Befund.[129] Indem Ashwagandha die Stressbelastung reduziert, gehen auch Schlafstörungen zurück.

Zur Schlaflosigkeit gehören die Unfähigkeit, ein- oder durchzuschlafen, ungesunde Schlafmuster und eine mangelhafte Schlafqualität. Zahlreiche Studien zeigen, dass Ashwagandha Ruhe und Entspannung schenkt und die Symptome von Schlaflosigkeit verbessert.[130]

In einer Studie mit 18 gesunden Freiwilligen im durchschnittlichen Alter von 24 Jahren über einen Zeitraum von 30 Tagen berichteten sechs der Probanden, dass sich ihre Schlafqualität verbesserte.[131] Die Schlafdauer blieb dieselbe. Die Forscher weisen darauf hin, dass *Needrajanan,* die Erleichterung und Verbesserung von Schlaf, eine der wichtigsten Indikatoren der Ayurveda-Medizin ist, um Ashwagandha zu verschreiben und zu verabreichen.[132]

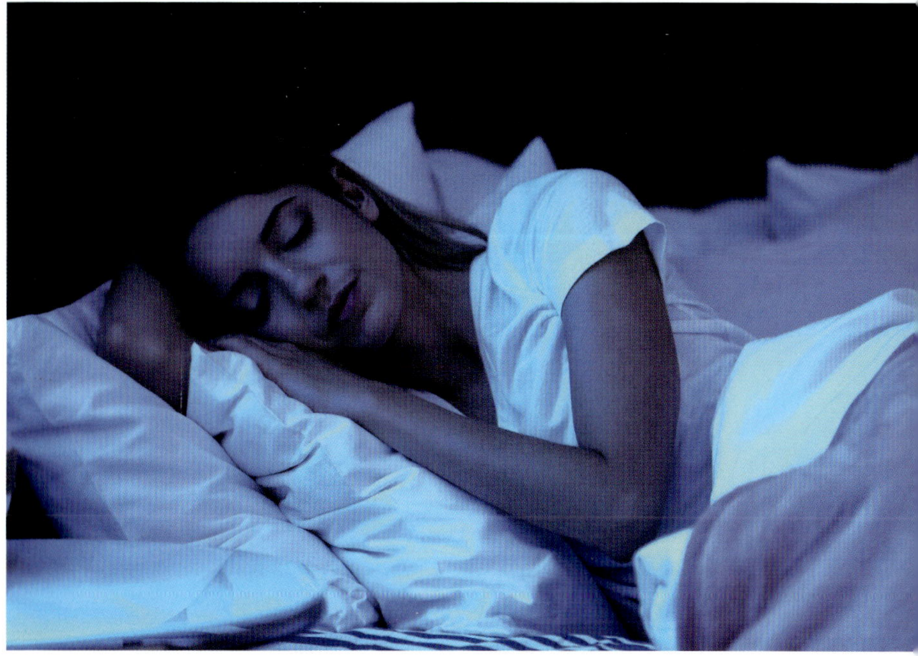

Nach Begutachtung der Studienlage kommen S. C. Kaul und andere in ihrem Standardwerk über Ashwagandha zu dem Schluss, dass die Wirkung der Pflanze zur Verbesserung des Schlafes durch Studien ausreichend gesichert sei.[133] Sie haben beobachtet, dass der durch einen krankhaften Stoffwechsel und Übergewicht ausgelöste körperliche Stress zu Schlafstörungen führen kann und Schlafstörungen wiederum zur Entstehung von Diabetes und Übergewicht beitragen können.[134] Der metabolische Stress kann ihrer Schlussfolgerung nach durch Ashwagandha reduziert werden. Die Pflanze verringert Stress, der zur Entstehung von Diabetes beitragen kann, wirkt aber auch als Anti-Diabetes-Pflanze dem Stress durch eine Entgleisung des Stoffwechsels und den damit oft verbundenen Schlafstörungen entgegen.[135]

Doppelblinde und placebokontrollierte Studien mit gesunden Erwachsenen, gestressten und ansonsten gesunden Erwachsenen,

Erwachsenen mit Angststörungen und Schlaflosigkeit sowie gesunden älteren Menschen zeigen, dass sich deren Schlafmuster signifikant verbesserten.[136] Die Verbesserungen der Schlafqualität betrugen sensationelle 30 bis 72 Prozent, wobei Menschen, die bereits unter Schlafproblemen litten, am meisten profitierten. Die Dauer der Studien betrug zwischen sechs und zwölf Wochen, die Schlafwerte verbesserten sich kontinuierlich.[137]

Die Wirkung liegt in der stressmindernden Eigenschaft der Inhaltsstoffe von Ashwagandha, die eine Senkung des Cortisolspiegels und die Bildung von mehr Synapsen bewirken. Auch ein Schutz der Nervenzellen und eine erhöhte Produktion von GABA, einem Neurotransmitter, der das Gehirn vor Überforderung schützt, werden erreicht. All dies sind Faktoren, die das Nervensystem verjüngen und stärken und damit jene Nervosität lindern, die zu Schlafproblemen führen kann. Ich empfehle zur Beruhigung des Nervensystems und zur Stärkung des Vagus- oder Entspannungsnervs vorm Schlafengehen Entspannungsmethoden wie Meditation, progressive Muskelentspannung oder das authentische Reiki. Durch Ausdauersport am besten an der frischen Luft erhöhen wir abends den Spiegel von Melatonin, dem Schlafhormon. Mindestens eine Stunde täglich sollte man bei Tageslicht draußen verbringen.

Wenn man sich klarmacht, dass langwierige Schlafprobleme zu ernsthaften neurodegenerativen Problemen wie Demenz, Alzheimer und Morbus Parkinson führen können, wird die Bedeutung von Ashwagandha zur Behebung oder Linderung von Schlafproblemen deutlich.[138]

Ashwagandha bei Depressionen

Die altindische Ayurveda-Lehre hat einen ganz eigenen Blick auf das Thema Depression. In Deutschland leidet jeder fünfte

Mensch, also 20 Prozent, irgendwann in seinem Leben einmal unter einer schweren Depression, dem »Gefühl der Gefühllosigkeit«. Auch Burn-out ist eine Art Depression, eine Erschöpfungsdepression.

Aus depressiven Verstimmungen kann eine klinische Depression werden. Symptome können Traurigkeit sein, ein Gefühl der Hilflosigkeit, Hoffnungslosigkeit, Wertlosigkeit und der Verlust des Interesses an Tätigkeiten, die Freude bereiten. Auch Libidoverlust, Müdigkeit, Schlafprobleme, ein Verlust an Energie und Enthusiasmus, fehlende Selbstachtung, Konzentrationsschwierigkeiten und die Unfähigkeit, Entscheidungen zu treffen, gehören zum Bild. Körperlich kann sich eine Depression in Form von Verdauungsproblemen, Appetitlosigkeit mit Gewichtsverlust zeigen oder als Übergewicht durch eine zu hohe Kalorienaufnahme. Depressionen können das Immunsystem schwächen und andere Krankheiten verschlimmern.

Die Ayurveda-Lehre empfiehlt bei Depressionen prophylaktisch und therapeutisch einen geregelten Tagesverlauf mit Nachtruhe, die deutlich vor Mitternacht beginnt, körperliche Bewegung auf regelmäßiger Basis, immer gleiche Essenszeiten, Meditation, Yoga, Ölmassagen mit Sesamöl (*Abhyanga*) und ehrenamtliches Engagement, um anderen zu helfen.[139] Gleichzeitig empfiehlt Ayurveda die Einnahme bestimmter Heilkräuter, unter anderem Ashwagandha.

Was sagt die Wissenschaft?

Studien belegen, dass Ashwagandha nicht nur Schlafmuster verbessert und Ängste löst, sondern auch Depressionen vertreibt. Ashwagandha steigert die Produktion von GABA, Gamma-Aminobuttersäure, dem wichtigsten Botenstoff im Gehirn. Es beruhigt nicht nur, indem überschießende Gehirnfunktionen heruntergeregelt werden, sondern lässt auch den Serotoninspiegel steigen, unser Wohlfühl- und Glückshormon.[140] Wer allerdings eine Depression hat und Antidepressiva wie zum Beeispiel Serotonin-Aufnahmehemmer nimmt, die in den Serotoninhaushalt eingreifen, sollte die Einnahme von Ashwagandha mit seinem Neurologen absprechen, damit es nicht zu einem zu hohen Serotoninspiegel kommt.

Darüber hinaus fördern die Inhaltsstoffe von Ashwagandha die Neubildung von Nervenzellen im Gehirn und normalisieren das Niveau der Neurotransmitter.[141] Die Gehirnfunktionen werden optimiert und das Gehirn bleibt länger jung. Adaptogene wie Ashwagandha bringen den Sympathikus und den Parasympathikus ins Gleichgewicht und stabilisieren das Nervensystem.[142]

In der Übersichtsstudie von N. Sam[143] wird Ashwagandha bei Depressionen als ähnlich wirksam wie Diazepam und andere Benzodiazepine betrachtet, ohne jedoch das Abhängigkeitspotenzial und die Gefahr der Toleranzentwicklung zu haben wie diese.

In einer weiteren Übersichtsstudie über die Wirksamkeit von Ashwagandha aus dem Jahr 2021 kommen die Forscher zum Ergebnis: »*Withania somniferas* Anti-Stress-Aktivität spielt auch eine Rolle für seine potenziellen Vorteile für die Gesundheit bei Depressionen, Angststörungen und Schlaflosigkeit.«[144] Ich empfehle schon zur Stressprophylaxe regelmäßig Ashwagandha einzunehmen, damit es gar nicht erst zu depressiven Verstimmungen und irgendwann zu einer klinischen Depression oder zum Burnout kommt. Gleichzeitig sollte die Lebensweise »depressionsfeindlich« gestaltet werden mit vollwertigen Lebensmitteln, Bewegung an der frischen Luft, eingeschränktem Medienkonsum, einer sinnvollen und befriedigenden Tätigkeit, aufbauender Literatur wie zum Beispiel von Eckart Tolle, Marianne Williamson oder Neale Donald Walsch. Guter Schlaf vor Mitternacht und täglich praktizierte Methoden für Stressabbau und Resilienz wie Meditation oder authentisches Reiki helfen ebenso.

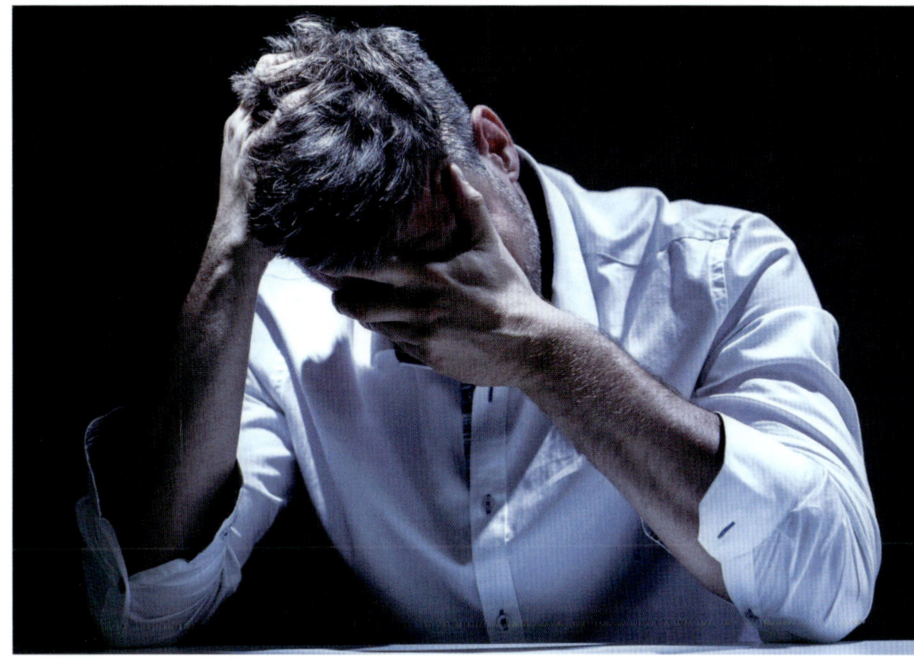

Ashwagandha als Antioxidans und Verjüngungsmittel

Die Withanolide und Polyphenole wie Quercetin in Ashwagandha sind kraftvolle Antioxidantien. Antioxidantien sind die Gegenspieler der freien Radikale. Diese sind aggressive Sauerstoffverbindungen mit einem fehlenden Elektron, die anderen Elementen ein Elektron rauben und auf diese Weise Zellen schädigen. Das wiederum stößt im Körper einen Kaskadenprozess an und leistet verfrühten Alterungsprozessen und chronischen Erkrankungen jeder Art Vorschub. Antioxidantien entschärfen oder »löschen« freie Radikale, indem sie diese wieder auffüllen und reaktionsträge machen oder sie aus dem Verkehr ziehen. Viele Forscher sehen das Entstehen von verfrühten Alterungserscheinungen und chronischen Erkrankungen ursächlich im Zusammenhang mit unserer Zivilisationskost, die eine viel zu geringe Konzentration an Antioxidantien bereithält. Die Züchtungsziele auch im Bio-Anbau haben leider nichts mit Gesundheit zu tun, sondern mit Geschmack, Aussehen und Lagerfähigkeit. Die körpereigene Produktion von Melatonin, einem sehr starken Antioxidans, wird durch den Aufenthalt in geschlossenen Räumen stark eingeschränkt. Wenn die meisten Menschen besonders im Winter zu wenig natürlichem Tageslicht ausgesetzt sind, kann die Zirbeldrüse aus Lichtenergie nicht genügend Melatonin herstellen. Ausgerechnet jenes Schlafhormon, das eine starke antioxidative Kapazität besitzt. Wenn dem Organismus zu wenige Vitalstoffe aus der Nahrung zur Verfügung stehen, kann er auch das körpereigene Antioxidans SOD nicht in ausreichender Menge herstellen. Stress ist ein Vitalstoffräuber, und unsere Lebensmittel sind immer vitalstoffärmer. Wir – und besonders unser Gehirn – verhungern an vollen Töpfen.

Ashwagandha erhöht den Spiegel von körpereigenen Antioxidantien wie Glutathion, Superoxid-Dismutase SOD und Catalase.[145]

Ashwagandha schützt die Zellen, indem es den Stresslevel, dem diese ausgesetzt sind, senkt und Entzündungen erfolgreich bekämpft. Diese Wirkung ist auch fürs Gehirn wichtig, weil es im Vergleich zu anderen Organsystemen über wenige körpereigene Antioxidantien verfügt. Nun sind aber die fetthaltigen Membranen der Nervenzellen, wie wir sie im Gehirn finden, durch Oxidation besonders gefährdet. Ashwagandha wirkt der Alterung der Gehirnzellen entgegen. Auch Immun- und Hormonsystem werden durch Ashwagandha aktiviert, sodass schädliche Stoffe und freie Radikale erfolgreicher ausgeschieden werden können. An der Entstehung von Krankheiten und Alterungsprozessen sind fast immer Entzündungen beteiligt. Die Withanolide, Flavonoide und Polyphenole in Ashwagandha wirken antientzündlich.[146]

Was sagt die Wissenschaft?

Es gibt etliche Studien, welche die antientzündliche Wirkung von Ashwagandha belegen. In einer Studie zeigte sich, dass Schmerzen und weitere Symptome wie Schwellung und eingeschränkte Beweglichkeit bei Patienten mit rheumatoider Arthritis durch die Gabe von Ashwagandha sich signifikant verbesserten.[147] Auch bei Patienten, die unter Tuberkulose litten, verbesserten sich die Bakterienlast, die Symptome und die Lebensqualität.[148]

Untersuchungen zeigen sogar, dass Ashwagandha die Telomeraseaktivität steigert.[149] Telomere sind die Enden an den Chromosonen des Erbgutes. Sie dienen als Schutzkappe und werden mit jeder Zellteilung kürzer, bis die Zelle nicht mehr funktionieren kann. Stress beschleunigt diesen Prozess. Das Enzym Telomerase wirkt dem entgegen. Im Tierversuch verlängerte Ashwandha das Leben von Versuchstieren.[150]

Intuitiv wussten dies die Inder schon vor Jahrtausenden, weil sie Ashwagandha als Verjüngungsmittel *(Rasayana)* betrachten.

Zu einem ähnlichen Ergebnis kam eine doppelblinde, placebokontrollierte Studie mit älteren, gesunden Menschen, die zwölf Wochen lang durchgeführt wurde: Die Probanden berichteten über eine Steigerung ihrer Lebensqualität um fünfzehn Prozent und eine Verbesserung ihres Schlafs. Auch ihre mentale Wachheit und ihr Antrieb verbesserten sich.[151]

Vielleicht ist Ashwagandha nicht der ersehnte Jungbrunnen, kann aber Alterungsprozesse hinauszögern und uns eine hohe Lebensqualität auch im Alter schenken.

Wie Ashwagandha das Immunsystem stärkt

Ohne fittes Immunsystem sind wir Viren, Bakterien und pathogenen Pilzen hilflos ausgeliefert und auch all den Krebszellen, die unser Körper täglich »versehentlich« bei der Erneuerung von Zellen produziert. *Immunis* kommt aus dem Lateinischen und heißt »frei, unberührt, rein, verschont sein von«. Es bedeutet, dass es uns im Idealfall frei von Krankheiten hält. Zu den Aufgaben eines fitten Immunsystems gehören die schnelle Heilung von Verletzungen, die Ausscheidung von Schad- und Giftstoffen, die Entfernung von abgestorbenem Gewebe und entarteten Zellen. Ein gesundes Immunsystem kann zwischen körpereigenen und fremden Substanzen unterschieden und schützt das Gesunde, während es Krankmachendes beseitigt.

Heute sind Immunschwächen weit verbreitet, wie uns auch die Corona-Pandemie gezeigt hat. Bei einer Immunschwäche kann es auch zu einem sogenannten Zytokinensturm kommen, dem Überschießen des Immunsystems, der verheerende Organschäden verursachen kann. Auch Autoimmunerkrankungen wie Rheuma, Arthritis oder eine Hashimoto-Thyreoiditis sind Ausdruck eines geschwächten Immunsystems. Autoimmunerkrankungen nehmen zu.

Adaptogene wie Ashwagandha verbessern die sogenannte Immunantwort. Die Abwehr-Elite in Form von T-Lymphozyten wird aktiviert und die Funktion von T- und B-Zellen gesteigert. Immunfunktionsstörungen wie überschießende Immunreaktionen werden gemindert. Die Immununterdrückung durch Medikamente oder Stress wird aufgehoben.

Was sagt die Wissenschaft?

Zahlreiche tierbasierte Studien belegen die immunmodulierende und -stärkende Wirkung von Ashwagandha. »Immunmodulierend« bedeutet, dass die richtige Immunantwort bei einer Infektion gegeben wird. Das heißt, die richtigen Sorten und Mengen von Abwehrkörpern werden gebildet und für die Abwehr bereitgestellt. In Zusammenhang mit der Corona-Pandemie haben wir gelesen und gehört, dass es auch immunüberschießende Reaktionen auf Viren oder Bakterien geben kann, man spricht von einem potenziell lebensgefährlichen Zytokinensturm. Ashwagandha normalisiert die Produktion von Zytokinen.[152] Die Aktivität der Makrophagen wird stimuliert, also der großen Fresszellen, die unter anderem für die Beseitigung von Krebszellen zuständig sind, die tagtäglich bei der Duplikation von Zellen entstehen.[153] Sie produzieren mehr Nitritoxid, was die Vermehrung von pathogenen Keimen wie Bakterien, Pilzen, Viren und Parasiten hemmt.[154] Auch vorbeugend wirkt Ashwagandha gegen Parasiten, indem die embryonale Entwicklung von Würmern gestoppt und so deren Vermehrung verhindert werden.[155] Diese Wirkung zeigt sich auch bei dem Parasit Leishmania. Im Tierversuch zeigte sich, dass sowohl die humorale Immunität als auch die zellvermittelte Immunität durch Ashwagandha gestärkt und die Differenzierung sowohl von T- als auch von B-Lymphozyten gesteigert werden.[156] Die Aktivität der natürlichen Killerzellen (NKZ) und Makrophagen stieg an.[157] Ein Extrakt aus Ashwagandha konnte T-Helferzellen aktivieren und führte zu einer Typ-1-Immunität. Durch die Gabe von Ashwagandha-Extrakten stiegen Interferon-(IFN-)Gamma und Interleukin-(IL-)2 an.[158]

Die Forscher kamen zu dem Schluss: »Diese Studien demonstrieren die möglichen Anwendungen von Withanoliden und Ashwagandha-Extrakten gegenüber Infektionen von Zellen und bei der Therapie von Krankheiten, bei denen das Immunsystem geschwächt ist.«[159] Gleichwohl seien die Mechanismen, über die Ashwagandha-Extrakte die Immunantworten verbessern, noch nicht vollständig bekannt.[160] Beobachtet wird die adaptogene, die ausgleichende und die optimierende Funktion der Pflanze. »Ashwagandha wird als Adaptogen und präventive Medizin betrachtet, weil die Pflanze physiologische Funktionen normalisiert, die gestört sind durch chronischen Stress, durch die Korrektur von Ungleichgewichten im neuroendokrinen und Immunsystem.«[161]

Durch die Stärkung des Immunsystems wird eine Vielzahl von **Bakterien** erfolgreich bekämpft wie *E. coli*, *Salmonella typhimurium* oder *S. typhi*, ebenso multiresistente Keime wie *Staphylococcus aureus*, die immer mehr zur Gesundheitsgefahr in unseren Krankenhäusern werden.[162] Ashwagandha wirkt gegen gram-negative und gram-positive Bakterien sowie gegen eine Vielzahl pathogener **Pilze** wie etwa *Candida albicans* und *Aspergillus niger.* Ashwagandha zeigte außerdem eine Wirkung gegen den Malariaerreger *P. falciparum.*[163] Auch gegen **Viren** wie Paramyxoviren, HIV-Viren und das Vacciniavirus, ebenso konnte bei *Entamoeba histolytica* eine Wirksamkeit festgestellt werden.[164] Bei Patienten mit HIV ging die Virenlast deutlich zurück.[165]

Die Stärke des Immunsystems entscheidet, ob pathogene Keime im Körper eine Infektion verursachen können oder nicht. Ashwagandha stärkt das Immunsystem zum Beispiel durch seine Antioxidantien und bekämpft erfolgreich Pilze, Viren, Bakterien und Parasiten. Mit Ashwagandha und einer auch sonst immunstärkenden Lebensweise mit heimischen Superfoods, Sport, Meditation und Reiki fühle ich mich trotz fortgeschrittenen Lebensalters – ich bin Jahrgang 1954 – Grippewellen und Pandemien gegenüber gewappnet. So habe ich auch die Corona-Zeit gut und gesund, ohne Impfung oder Infektion überstanden. Angst ist immer ein schlechter Ratgeber und ich betrachte Angst als den schlimmsten »Virus«, weil sie unser Immunsystem schwächt. Vorsicht dagegen ist weise. Man spricht in diesem Zusammenhang von »Psycho-Immunologie«, der Wirkung von seelischen Faktoren auf unser Immunsystem. Für Angstmache bin ich dank Reiki, Meditation und aufbauender Lektüre – Beispiel Neale Donald Walsch – nicht empfänglich und kann diese Einstellung empfehlen, egal, welche Pandemien noch auf uns zukommen mögen.

Ashwagandha zur Vorbeugung und Therapie von Herz-Kreislauf-Erkrankungen

Herz-Kreislauf-Erkrankungen wie Herzinfarkt und Schlaganfall sind bei uns immer noch die Haupttodesursache. In Deutschland sterben allein an Herzinfarkt ungefähr 300 000 Menschen pro Jahr. Die am häufigsten auftretenden Herz-Kreislauf-Erkrankungen sind Koronare Herzerkrankung, Bluthochdruck, Herzmuskelentzündungen und Herzrhythmusstörungen. Einem Infarkt geht in der Regel eine Verengung der Herzkranzgefäße voraus, also eine Arteriosklerose, die im Volksmund »Gefäßverkalkung« oder »Arterienverkalkung« genannt wird. Alter, Geschlecht und genetische Vorbelastung haben wir nicht im Griff. Andere Faktoren für eine bessere Herzgesundheit können wir jedoch sehr wohl beeinflussen.

Das Herz ist unser Lebensmotor und alle Krankheiten, die das Herz betreffen, sind daher tendenziell lebensgefährlich. Ungesund fürs Herz ist zu viel Essen, vor allem das Falsche. Ungünstig sind vor allem gesättigte Fettsäuren, rotes Fleisch, gepökelte Speisen, stark Salzhaltiges und sehr Süßes. Erhöhte Blutfettwerte, ein zu hoher Cholesterinspiegel und erhöhte Blutzuckerwerte als Risikofaktoren für Herzerkrankungen können Sie durch gesunde Ernährung und Bewegung regulieren. Nikotin und Alkohol schaden dem Herzen. Den Effekt von Rotwein können Sie ohne Alkohol auch in Form von dunklen Trauben oder dem Saft daraus genießen, wie ich in meinem Buch *Traube und Weintraube*[166] über die Heilpflanze des Jahres 2023 beschrieben habe. Übergewicht ist ein Risikofaktor für Herzkrankheiten. Vitamine, Polyphenole, Ballaststoffe und Omega-3-Fettsäuren tun dem Herzen hingegen gut, also beispielsweise Gemüse, Kräuter, Obst, Algenöle und vitalstoffreiche Superfoods wie heimische Wildkräuter (zum Beispiel Brennnessel oder Löwenzahn) oder Adaptogene wie Ashwagandha.[167]

Bewegungsmangel schwächt das Herz. Das Herz ist ein Muskel und will gefordert und trainiert werden, wie etwa durch Ausdauertraining, Power Walking oder Joggen. Ich selbst habe durch Ausdauertraining einen Ruhepuls von 56, während untrainierte Frauen einen Ruhepuls von 72 bis 78 haben. Das heißt, mein Herz schlägt ökonomischer, es ist stärker geworden. Zum Vergleich: Marathonläufer haben einen Ruhepuls, der bis auf 36 runtergeht.

Zu viel und vor allem chronischer Stress macht dem Herzen zu schaffen. Es kann zu stressbedingtem Bluthochdruck oder zu Herzrhythmusstörungen kommen. Stress kann auf die Dauer zu Verengungen der Herzkranzgefäße und zu Schädigungen

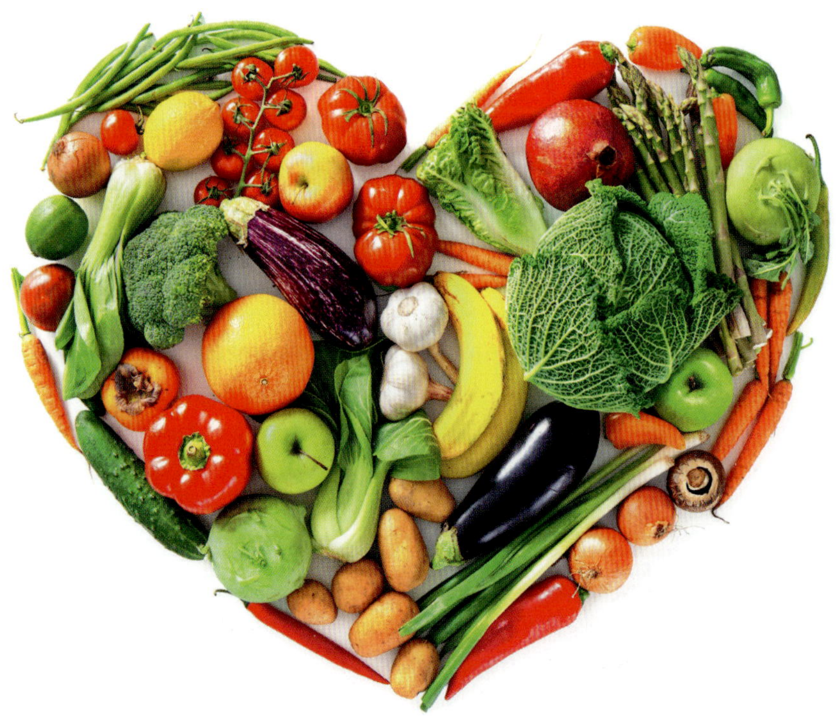

des Herzmuskels führen. Bei Menschen mit Herzrasen, unregelmäßigem Herzschlag oder einem Engegefühl im Brustkorb kann Stress die Ursache sein. Wird er chronisch, kann er zu Herz-Kreislauf-Beschwerden führen. Bei nervösen Herzbeschwerden helfen Ashwagandha, Meditation, das authentische Reiki, Yoga oder Atemtraining. Alle diese Mittel sind in der Lage, Ängste zu lösen, die in erster Linie zu einem nervösen Herzen führen. Nervöse Herzbeschwerden werden zu den Angststörungen gezählt. Die Angst, dass das Herz krank sein könnte, kann Symptome wie Atemnot oder Herzrasen auslösen. Organische Ursachen gibt es nicht. Betroffene sind oft nervös, wenig belastbar, leiden unter unbewussten Ängsten, inneren Konflikten und seelischen Belastungen.[168] Alles, was der Seele hilft, hilft auch Ihrem Herzen, und der Teufelskreis aus Angst und Herzproblemen wird unterbrochen.

Ashwagandha ist ein starkes Antioxidans, was den Herzmuskel vor dem Angriff freier Radikale schützt. Es senkt den Spiegel des schädlichen LDL-Cholesterins, was die Gefahr der Arteriosklerose als Voraussetzung von Bluthochdruck und Herzinfarkt reduziert. Auch erhöhte Blutfettwerte werden reguliert.

Was sagt die Wissenschaft?

Studien haben den Effekt von Ashwagandha in Bezug auf die Verminderung von Herzmuskelverletzungen nach einem Herzinfarkt untersucht. Die Wirksamkeit von Ashwagandha war darin vergleichbar mit Vitamin E, einem Vitamin, von dem bekannt ist, dass es die Sterblichkeit nach einem Herzinfarkt reduziert. Es sorgt für eine bessere Durchblutung und Regeneration des Herzmuskels.[169] Ashwagandha schützt das Herz durch die Aktivierung der körpereigenen Produktion an Antioxidantien wie Malondialdehyd, Gluthathion, Glutathionperoxidase, Katalase und Superoxiddismutase.[170] Vitamin E bot hingegen keinen antioxidativen Schutz. Weitere Studien bestätigen diese Wirkungen.

Im Tierversuch reduzierte Ashwagandha den Cholesterinspiegel und den Spiegel der Triglyceride. Der Spiegel an »bösem« LDL-Cholsterin sank, während der des »guten« HDL-Cholesterins stieg.[171] Bei Hunden mit einem zu niedrigen Puls normalisierte sich dieser.[172] Die oxidative Degradation von Lipiden, ein Faktor bei der Entwicklung von Arteriosklerose, konnte gestoppt werden. Ashwagandha wirkte als natürlicher und nebenwirkungsfreier Ganglienblocker, der die Erregungsübertragung an sympathischen und parasympathischen Ganglien hemmt. Ganglien sind eine Ansammlung von Nervenzellen des vegetativen Nervensystems.[173] In einer weiteren Studie über die Wirkung von Ashwagandha auf den Cholesterinspiegel wurde vermutet, dass die in der Wurzel enthaltenen Ballaststoffe, Flavonoide, Vitamin C und Phytosterole verantwortlich sind für die Abnahme des schädlichen LDL-Cholesterins.[174]

Eine weitere Studie am Menschen ergab, dass Ashwagandha die Triglycerid-Werte senkte, ebenso den Blutcholesterinspiegel und den der Lipoproteine von niedriger Dichte (LDL). LDL ist leicht oxidierbar und bildet dann oxidiertes LDL. Oxidiertes LDL wird in den Arterieninnenwänden von Makrophagen aufgenommen und gespeichert. Diese Fettüberladung der Makrophagen führt zur Bildung von Schaumzellen, was eine der Ursachen für die Entstehung von Arteriosklerose ist. Ein niedriger LDL-Blutwert über das ganze Leben hinweg ist daher für die Herzgesundheit äußerst wichtig und kann den Aufbau von Plaques in den Arterien verlangsamen.[175]

Einige Studien belegen, dass Ashwagandha den maximalen Gehalt an Sauerstoff (VO_2-Level) erhöht, der bei körperlicher Belastung aufgenommen werden kann. Dieses Niveau gibt Auskunft über die kardioresperative Ausdauer, also wie gut das Herz und die Lunge Sauerstoff während physischer Anstrengung in die Muskeln transportieren können. Hohe VO_2-Level weisen auf ein gesundes Herz hin, das unter Anstrengungen gut arbeiten kann.[176]

Studien zum Beispiel von Mehra und anderen (2009) zeigen, dass Ashwagandha als Schutzschild gegen Arteriosklerose, Bluthochdruck und koronare Herzerkrankungen wirkt. Eine Studie über einen Zeitraum von 91 Tagen an 51 Menschen mit erhöhtem Blutdruck bestätigte diese Ergebnisse. Der durchschnittliche

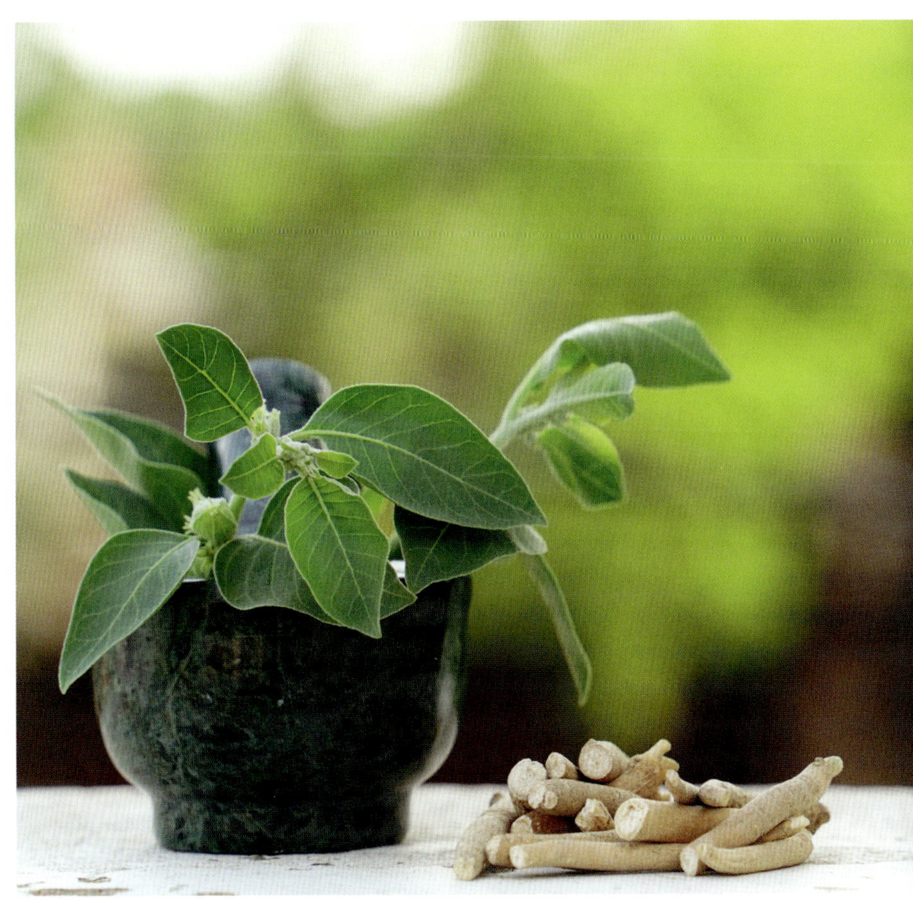

systolische Blutdruckwert der Ashwagandha-Gruppe sank von 164 mmHg auf 154 mmHg, der diastolische Blutdruckwert von durchschnittlich 101,2 mmHg auf durchschnittlich 85 mmHg. Damit war die Wirkung als Blutdrucksenker bei Menschen mit erhöhtem Blutdruck signifikant.[177]

Ashwagandha zeigte insgesamt eine herzschützende Wirkung sowohl in klinischen Studien als auch in vorklinischen.

Ashwagandha bei Diabetes

Diabetes mellitus Typ II oder die erworbene Zuckerkrankheit ist eine schwerwiegende Erkrankung, die letztlich alle Organsysteme betrifft. Die Bauchspeicheldrüse bildet entweder nicht genug Insulin, oder das ausgeschüttete Insulin wird vom Körper nicht optimal verwertet, man spricht dann von Insulinresistenz. Der Blutzuckerspiegel liegt ständig über dem Normalwert und man spricht von Hyperglykämie. Stress stimuliert die Ausschüttung von Cortisol, was den Blutzuckerspiegel nach oben treibt. Mitursachen von Diabetes können neben chronischem Stress ein Mangel an Bewegung, Schlaflosigkeit und die Aufnahme von zu vielen einfachen Kohlenhydraten wie Weißmehlprodukten oder Zucker sein, die schnell ins Blut gehen. Die Deutschen essen mit durchschnittlich 12 Gramm viel zu wenig Ballaststoffe, um die Verdauung von Kohlehydraten zu verlangsamen. Die Ärzte empfehlen die Aufnahme von 30 Gramm Faserstoffen pro Tag, unsere Vorfahren haben davon 60 bis 100 Gramm täglich verzehrt.

Beim metabolischen Syndrom besteht ein erhöhter Blutzuckerwert in Kombination mit viszeralem Bauchfett um die Körpermitte. Im Bauchfett wird besonders viel Cortisol eingelagert, was die Insulinresistenz weiter verstärkt. Das metabolische Syndrom und Diabetes Typ II erhöhen das Risiko für Herz-Kreislauf-Erkrankungen wie Herzinfarkt und Schlaganfall massiv.

In der Ayurveda-Lehre ist Diabetes schon seit mehr als 3000 Jahren bekannt. Ist jemand übergewichtig, steht eine innere Reinigung des Körpers an erster Stelle. Das geschieht durch eine Panchakarma-Kur mit Fasten, Einläufen und Heilkräutern wie Ashwagandha. Wenn der Diabetiker hingegen untergewichtig ist und über ein schlechtes Immunsystem verfügt, steht der Aufbau von gesundem Gewebe im Vordergrund.[178]

Adaptogene wie Ashwagandha leisten einen wertvollen Beitrag zur Regulierung des Blutzuckers. Sie bauen gefährliches Körperfett ab, halten den Cortisolspiegel niedrig und verbessern die Verwertung von Glukose im Körper, und zwar direkt und indirekt. Indirekt, indem Ashwagandha bei sportlicher Betätigung das Muskelwachstum fördert. Muskeln nehmen für ihren Stoffwechsel überschüssige Glukose aus dem Blut.

Was sagt die Wissenschaft?

Ashwagandha, so haben zahlreiche Tierstudien und auch etliche Humanstudien gezeigt, senkt die Blutzuckerwerte und verbessert die Insulinsensitivität, das heißt, die Aufnahme von Insulin in die Zellen.[179] In einer doppelblinden, placebokontrollierten Studie wurden dreißig Tage lang Patienten mit Schizophrenie, die an metabolischem Syndrom litten, 1200 Milligramm Ashwagandha-Extrakt verabreicht. Der Blutzuckerspiegel verbesserte sich signifikant, während in der Placebogruppe keine Verbesserungen beobachtet wurden.[180] Weitere Studien zeigen die blutzuckersenkende Wirkung dieser Pflanze.[181] In einer Studie wurde die optimale Dosis von 1000 Milligramm pro Tag ermittelt, mit der eine Erhöhung des Gluthation-Spiegels um 43 Prozent erreicht wurde, auch wenn schon bei geringeren Dosen von 500 Milligramm Unterschiede feststellbar waren.[182] Die Dauer der Behandlungen betrug zwischen einem und drei Monate, wobei deutliche Verbesserungen erst nach vier Wochen Einnahmezeit beobachtet wurden.[183] In-vitro-Studien zeigen, dass die antidiabetische Wirkung von Ashwagandha darauf beruht, dass sowohl Fett- als auch Skelettzellen mehr Glukose aufnehmen und die Insulinausschüttung gesteigert wird.[184] Das antioxidative Potenzial von Ashwagandha trägt möglicherweise auch zu den positiven Effekten bei Typ-2-Diabetikern bei. Auch die cortisoldämpfende, antioxidative und entzündungshemmende Wirkung ist zu erwähnen.[185] Da psychische Störungen wie Depressionen oder Angststörungen oft mit Stoffwechselerkrankungen einhergehen oder gar durch diese verursacht werden und Ashwagandha auch dabei eine gute Wirkung entfaltet, ist die Pflanze auch für diese spezielle Gruppe eine gute Option.

Wenn Sie insulinpflichtiger Diabetiker oder Diabetikerin sind, sollten Sie die Einnahme von Ashwagandha mit Ihrem Arzt absprechen und Ihren Blutzuckerspiegel überwachen lassen, weil der Blutzuckerspiegel zu sehr sinken kann, während Sie Diabetes-Medikamente nehmen. Es gibt allerdings eine Reihe von Studien mit Diabetikern, die gleichzeitig zu ihren Medikamenten Ashwagandha einnahmen, bei denen keine Probleme festgestellt werden konnten.[186]

Gesunde können Ashwagandha als Prävention für Diabetes Typ II betrachten und sollten natürlich gleichzeitig auf eine gesunde Lebensweise mit Vollkornprodukten und Bewegung achten.

Ashwagandha bei Schilddrüsenproblemen

Die Schilddrüse ist ein kleines Organ mit großer Wirkung. Schilddrüsenhormone wirken sich auf das Herz-Kreislauf-System, viele Stoffwechselprozesse und die Psyche aus. Daher können ihre Auswirkungen sowohl den ganzen Körper als auch den Geist betreffen. Die Schilddrüsenhormone beeinflussen unser

Energielevel. Sie haben maßgeblich Anteil daran, ob unsere Haare glänzen und unsere Haut schön ist. Sie beeinflussen außerdem das Temperaturempfinden, das Herz-Kreislauf-System, die Verdauung, den Stoffwechsel und unser Wohlbefinden.

Immer mehr Menschen leiden unter einer unausgeglichenen Schilddrüse, was zu verschiedenen Problemen führen kann. So gibt es Unter- und Überfunktionen oder die Autoimmunerkrankung Hashimoto-Thyreoiditis, die meist der Entstehung einer Unterfunktion vorausgeht und damit ihre Hauptursache ist. Außerdem kann es zum sogenannten »heißen« oder »kalten Knoten« kommen, wobei der kalte Knoten bösartig ist.

Im Süden, also in Bayern und Tirol, glaubt man oft, die Menschen im Norden hätten keine Schilddrüsenprobleme wie zum Beispiel den Kropf, weil dort zweimal die Woche jodhaltiger Fisch auf den Tisch kommt und man am Meer mit ausreichend jodhaltiger Luft versorgt ist. Schilddrüsenprobleme haben heutzutage jedoch in den seltensten Fällen mit einem Jodmangel zu tun. Jodiertem Speisesalz kann man heutzutage ja kaum entkommen – eine Gefahr für Menschen, die auf Jod überempfindlich reagieren.

Der Ansatz der Schulmedizin ist, fehlende Schilddrüsenhormone zu substituieren, was in der Regel aber nur zu mäßigen Erfolgen führt. Oft müssen Betroffene lebenslang Schilddrüsenhormone einnehmen, wobei die Dosis mit der Zeit erhöht werden muss. Kein Wunder also, dass viele auf der Suche sind nach alternativen Möglichkeiten, die für einen natürlichen Ausgleich der Schilddrüsenfunktionen sorgen, sowohl bei Unter- als auch bei Überfunktion und hormonellen Schwankungen.

Bei einer Unterfunktion der Schilddrüse produziert das Organ zu wenig von den beiden Hormonen Trijodthyronin (T3) und Thyroxin (T4); was bei einer Schilddrüsenüberfunktion genau umgekehrt ist. Ein zu hoher Spiegel an Thyroidea-stimulierendem Hormon (TSH) geht meist mit einer Unterfunktion einher. Umgekehrt ist ein tieferer TSH-Wert ein Hinweis auf eine Schilddrüsenüberfunktion. Menschen mit einer Schilddrüsenunterfunktion haben mehr TSH im Blut, weil nicht genug T3 und T4 vorhanden ist. Um dem entgegenzuwirken, schüttet die Hypophyse mehr TSH aus. TSH wird in der Hirnanhangsdrüse gebildet, die jedoch sensibel auf Stress reagiert. Bleibt die Konzentration von T4 und TSH für längere Zeit erhöht, ist dies ein Zeichen für längerfristigen Stress. Etwa zehn Prozent der Frauen und drei Prozent der Männer leiden an einer Unterfunktion der Schilddrüse.

Eine Hypothyreose oder Schilddrüsenunterfunktion ist die häufigste Schilddrüsenerkrankung. Als Ursachen werden Stress und ein Mangel an Mikronährstoffen diskutiert, vor allem an Selen. Selen ist Bestandteil der Jod-abspaltenden Enzyme, die aus dem Vorläuferhormon T4 das aktive T3 machen. Bei der Produktion von Schilddrüsenhormonen entsteht eine große Menge an freien Radikalen, die durch Antioxidantien neutralisiert werden müssen. Omega-3-Fettsäuren können die Schwere von Autoimmunerkrankungen wie Hashimoto-Thyreoiditis positiv beeinflussen und Entzündungen eindämmen. Eine schilddrüsengerechte Ernährung beschreibt Dr. Harald Hüther in seinem Buch *Naturheilkompass*. Durch die Anregung zur vermehrten Bildung von Hormonen kann es bei einer Unterfunktion zu einer Vergrößerung der Schilddrüse bis hin zum sogenannten Kropf (auch Struma genannt) kommen. Mögliche Symptome einer Schilddrüsenunterfunktion sind Leistungsschwäche, Konzentrationsprobleme, dauerhafte Müdigkeit, Haarausfall, trockene Haut, Verlust der Libido, starke Menstruation, Unfruchtbarkeit, ein langsamer Herzschlag, Appetitmangel, Verstopfung, kalte Extremitäten, depressive Verstimmungen, geschwollene Glieder und Gewichtszunahme. Der gesamte Stoffwechsel läuft auf Sparflamme. Die Entstehung von Krankheiten wie Diabetes Typ II, Arteriosklerose und Herzproblemen werden von einer Schilddrüsenunterfunktion begünstigt, weil auch Blutfettwerte und Übergewicht steigen. Eine Schilddrüsenunterfunktion wird in der Regel durch eine Hormontablette mit dem künstlichen Hormon Thyroxin (T4) behandelt.

Wenn die Schilddrüse zu viele Hormone freisetzt, also eine Überfunktion vorliegt, sind die Betroffenen oft nervös und hyperaktiv, sie verlieren ungewollt an Gewicht, ihre Stoffwechselorgane laufen ständig auf Hochtouren, sie sind oft aufbrausend, schreckhaft, ängstlich und unruhig. Hitzewallungen und Herzrasen können erste Symptome einer Überfunktion sein. Eine Schilddrüsenüberfunktion kann zu Herz-Kreislauf-Erkrankungen wie zum Beispiel Vorhofflimmern und Herz-Rhythmus-Störungen führen und durch den beschleunigten Knochenumbau kann sich langfristig eine Osteoporose entwickeln. Die Überfunktion wird mit Tabletten gebremst, sogenannten Thyreostatika. Sind diese nicht ausreichend wirksam, kommt eine Operation oder eine Radiojodtherapie infrage.

Schulmedizinische Behandlungsmethoden sind oftmals wenig erfolgreich, erfordern meist eine lebenslange Medikamenteneinnahme und verursachen zudem nicht selten Nebenwirkungen. Bei einer Radiojodtherapie werden für die Hormonproduktion wichtige Zellen zerstört oder die Überfunktion durch Medikamente blockiert. Die schulmedizinische Therapie wirkt darüber hinaus nicht ursächlich und auch nicht ganzheitlich. Dem steht die natürliche Phytotherapie mit Heilpflanzen gegenüber, die oft sehr gute Ergebnisse ohne Nebenwirkungen erzielt.

Ashwagandha kann als regulierendes Adaptogen sowohl eine Unter- als auch eine Überfunktion der Schilddrüse ausgleichen. Durch ihre antientzündliche Wirkung hat die Pflanze auch einen positiven Einfluss auf Entzündungen wie die Hashimoto-Thyreoiditis. Wie das, könnten Sie fragen? Ashwagandha reduziert den Cortisolspiegel. Der entsteht nicht nur durch Stress, sondern auch, wenn wir durch die Aufnahme von zu vielen Kohlenhydraten und Zucker zu viel Insulin ausschütten. Cortisol hemmt die Funktion der Hypophyse, in der dann weniger TSH produziert wird und in der Folge auch weniger Schilddrüsenhormone gebildet werden.

Gerade bei der Behandlung von Schilddrüsenproblemen hat sich Ashwagandha bewährt, und zwar sowohl bei einer Unter- als auch Überfunktion der Schilddrüse. Die Indische Schlafbeere hat sich auch bei der Schilddrüsenentzündung Hashimoto-Thyreoiditis als natürliche Hilfe beweisen können.[187] Adaptogen wirkende Inhaltsstoffe sorgen für ein hormonelles Gleichgewicht. Dies zeigt sich auch bei Frauen, die unter Wechseljahrsbeschwerden leiden.

Was sagt die Wissenschaft?

Bei Mäusen hat man beobachtet, dass die Thyroxin-Werte bei Zufütterung von Ashwagandha ansteigen. Thyroxin (T4) ist eines der beiden Hormone, die von der Schilddrüse ausgeschüttet werden. In einer Studie zur sicheren Anwendung von Ashwagandha wurden die kognitiven Fähigkeiten von sechzig Patienten mit einer bipolaren Störung untersucht, da Schilddrüsenprobleme eine häufige Komorbidität zu dieser Erkrankung darstellen.[188] Die Forscher entdeckten bei zehn dieser Patienten abnorme Schilddrüsenwerte. Drei der mit Ashwagandha behandelten Patienten hatten zu Beginn der Studie Schilddrüsenprobleme: eine Person mit erhöhten TSH-Werten, die zweite mit einem erhöhten Wert des Schilddrüsenhormons T3 (Trijodthyronin) und die dritte einen verminderten Wert des Hormons T4. Am Ende der Studie hatten sich die Schilddrüsenwerte aller drei Probanden normalisiert, und alle hatten eine Erhöhung des T4-Wertes zwischen sieben und 24 Prozent.[189]

2017 veröffentlichten Indraneel Basu und andere eine Studie, welche die Wirkung von Ashwagandha auf Menschen mit einer subklinischen Hypothyreose untersuchte. Fünfzig Menschen bekamen über einen Zeitraum von zwei Monaten entweder ein Ashwagandha-Produkt mit 600 Milligramm Wurzelextrakt oder ein Placebo. Es wurden regelmäßig die Werte von TSH, T3 und T4 gemessen. Innerhalb von vier Wochen war der Durchschnittswert von T3 um fast 19 Prozent, nach acht Wochen sogar um mehr als 45 Prozent gestiegen und hatte sich bei den meisten Teilnehmern normalisiert. Am Ende der Studienzeit hatte sich das Niveau von T4 um fast 20 Prozent erhöht, der Anstieg war bemerkenswert. Der TSH-Spiegel ging zurück und normalisierte sich, die Hirnanhangsdrüse konnte jetzt sozusagen entspannen, denn es wurden wieder genügend Schilddrüsenhormone T3 und T4 produziert.[190]

2018 bestätigte eine doppelblinde und placebokontrollierte Studie mit 48 Patienten mit einer leichten Unterfunktion der Schilddrüse (TSH 4.5–10 IU/l) den positiven Effekt auf die Schilddrüse bei einer achtwöchigen Einnahme eines Ashwagandha-Extrakts mit 600 Milligramm. Das Niveau von TSH und der Schilddrüsenhormone T3 und T4 verbesserte sich bereits nach vier Wochen signifikant und nochmals nach weiteren vier Wochen. Die Verbesserungen für den TSH-Wert betrugen durchschnittlich 17,4 Prozent, für T3 41,5 Prozent und für T4 19,6 Prozent. In der Placebogruppe gab es keine Verbesserungen.[191]

Die Forscher nehmen an, dass die positiven Auswirkungen von Ashwagandha auf die Schilddrüse mit der Hypothalamus-Hypophysen-Schilddrüsen-Achse zusammenhängen, weil chronisch erhöhte Cortisolspiegel diese Achse stören und so zu einer Verminderung der Ausschüttung von T3 und T4 führen. Wahrscheinlich spielt auch die dopaminerhöhende und antientzündliche Wirkung von Ashwagandha eine Rolle für seine positive Wirkung auf die Hormonproduktion der Schilddrüse. Die bemerkenswerte Wirkung, die Ashwagandha auf die Schilddrüse und die Bildung freier Radikale hat, die auch durch Tierstudien untermauert wurde, ist sicherlich auch auf eine Stressreduzierung zurückzuführen. Dies ist mittlerweile durch mehr als 25 randomisierte Studien bestätigt worden.[192] Die Hirnanhangsdrüse, die das Vorstufenhormon RSH produziert, wird bei Stress besonders beeinträchtigt.

Anwender, die eine Hashimoto-Thyreoiditis, eine nicht autoimmune *Unter*funktion der Schilddrüse oder eine Schilddrüsen*über*funktion haben, berichten immer wieder von der guten und ausgleichenden Wirkung von Ashwagandha. Viele benötigen keine Medikamente mehr. Auch dies spricht für die ausgleichende, adaptogene und optimierende Wirkung der Heilpflanze. Wer eine Überfunktion der Schilddrüse hat und auf Nummer sicher gehen will, kann während der Einnahme von Ashwagandha die Schilddrüsenwerte engmaschig kontrollieren lassen. Es gibt mehrere Studien, die die traditionelle Anwendung von Ashwagandha bei Schilddrüsenproblemen jeder Art in bestimmten Gegenden Indiens belegen.[193] Die indigenen Bewohner des Chitrakootdistrikts in Uttar Pradesh (Indien) gaben und geben Patienten mit Schilddrüsenproblemen zwei Mal täglich zwei Teelöffel Wurzelpulver in lauwarmem Wasser gelöst.[194] Der Indische Ginseng ist also als Heilmittel für Schilddrüsenerkrankungen schon seit alters her bekannt. In einer Übersicht über die Anwendung von Kräutern als phytotherapeutische Schilddrüsenmedikamente wird auch Ashwagandha zur Stärkung der Schilddrüse aufgeführt.[195] Für mich ist es nur eine Frage der Zeit, dass auch vermehrt Studien mit Menschen, die eine Schilddrüsenüberfunktion haben, durchgeführt werden, in denen die adaptogene und ausgleichende Wirkung von Ashwagandha ebenfalls untersucht wird.

Ashwagandha bei Arthritis und anderen entzündlichen Krankheiten

Ashwagandha hemmt Entzündungen. Still verlaufende entzündliche Prozesse oder *silent inflammations* – also unbemerkte Entzündungen – sind an der Entstehung vieler Krankheiten wie Rheuma, Arteriosklerose, Morbus Crohn, Diabetes und Alzheimer beteiligt. Leidet der Körper unter ständigen Entzündungen, ist das Immunsystem geschwächt und kann oft nicht ausreichend auf infektiöse Erreger reagieren.

Bei einer rheumatoiden Arthritis werden bei fortbestehender Entzündung die Gelenke nach und nach zerstört. In der Folge kann es zu schmerzhaften Fehlstellungen der Gelenke kommen, sodass die Beweglichkeit eingeschränkt ist. In einer Studie mit 77 Patienten, die unter rheumatoider Arthritis litten, wurden 3000 Milligramm Ashwagandha-Wurzelpulver über sechs Wochen hinweg verabreicht. Symptome wie Schmerz und Schwellungen gingen merklich zurück.[196]

Gelenkdegeneration und stille Entzündungen betreffen sehr viele Menschen und fast alle Älteren. Ursachen können Umweltschadstoffe, Schlafmangel, ein Mangel an Bewegung, schlechte Ernährung, Allergene oder chronischer Stress sein. Stress ist ein Hauptfaktor für die Entstehung von oxidativem Stress auf Zellebene und verantwortlich für die Überfunktion von Molekülen, die Entzündungen in verschiedenen Teilen des Körpers verursachen. Ich empfehle, zur Prophylaxe von Entzündungsprozessen regelmäßig Ashwagandha-Produkte einzunehmen.

Was sagt die Wissenschaft?

2016 erbrachte eine doppelblinde, placebokontrollierte Studie mit einem Extrakt aus Ashwagandhawurzeln und -blättern über zwölf Wochen hinweg bei einem Drittel der Studienteilnehmerneine kontinuierliche und signifikante Verbesserung der Symptome wie Schmerzen, Steifigkeit und Bewegungseinschränkungen. Die Patienten, die 500 Milligramm pro Tag einnahmen – in der Vergleichsgruppe waren es nur 250 Milligramm –, hatten die größten Erfolge. Der Studienleiter schrieb die schmerzstillende Wirkung von Ashwagandha vor allem Withaferin A zu, weil dies die Produktion von Prostaglandinen der Gruppe 2 herunterregelte, die für Schmerzen verantwortlich sind.[197] Weitere Studien fanden positive Ergebnisse bei Osteoarthritis und rheumatoider Arthritis.[198]

Forscher nehmen an, dass der hohe Gehalt an Steroiden, der höher ist als in dem entzündungshemmenden Hydrocortison, für die antientzündliche Wirkung verantwortlich ist. Darüber hinaus spielt auch die Ausbremsung der Wirkung von Cyclooxygenase, einem Enzym, das zur Herstellung von Prostaglandinen der Gruppe 2 gebraucht wird, eine Rolle. Prostaglandine fördern Entzündungen und verstärken die Schmerzwahrnehmung.[199] Außerdem reduziert Ashwagandha die Produktion verschiedener entzündungsfördernder Zytokine.[200] Zytokine wie Interferone und Interleukine sind Botenstoffe, die an Entzündungsprozessen beteiligt sind. Sogenannte pro-inflammatorische Zytokine werden von Entzündungszellen produziert und gelten als direkte Entzündungsmarker. Symptome des gefürchteten Zytokinensturms (Überschießen der Immunabwehr) umfassen Fieber, Schwellungen, Rötungen, Müdigkeit und Übelkeit, die in schweren Verlaufsformen lebensbedrohlich sein können, wie Infektionen mit dem Coronavirus SARS-CoV-2 gezeigt haben.

Auch Tieren wird bei Entzündungen Ashwagandha verabreicht. Im Tierversuch wirkte der Pflanzenextrakt bei Arthritis ähnlich wie ein Cortisonpräparat.

Ashwagandha in Krebsprophylaxe und Krebstherapie

Krebs kann man als Fluch der Menschheit betrachten. In Deutschland ist Krebs mit etwa 230 000 Betroffenen jährlich nach den Herz-Kreislauf-Erkrankungen die häufigste Todesursache. Krebserkrankungen sind für 23,5 Prozent aller Todesfälle verantwortlich.[201] Im Jahr 2019 wurden 1,55 Millionen Bundesbürger wegen einer Krebserkrankung im Krankenhaus behandelt. Täglich produziert jeder Mensch etwa 5000 bis 10 000 Krebszellen, die normalerweise über ein fittes Immunsystem durch Makrophagen und natürliche Killerzellen aus dem Verkehr gezogen werden. Schläft die Abwehr aus verschiedenen Gründen wie Stress oder Schlafmangel, wird es ernst. Krebszellen können sich mit einem Fibrinpanzer vor der körpereigenen Abwehr verstecken, man spricht dann von »Maskierung«. Auch wenn der Primärtumor operativ entfernt wurde, können noch Krebszellen im Körper sein und zu Tochtergeschwülsten, den sogenannten Metastasen, führen. Krebstherapien wie Strahlen- und Chemotherapie haben den Nachteil, dass sie nicht nur den Krebszellen schaden, sondern insgesamt das Immunsystem schwächen. Ein starkes Immunsystem wird aber benötigt, um Krebszellen erfolgreich bekämpfen zu können.

Krebsprävention ist wichtig. Unter »Chemoprävention« werden natürliche biologische Mittel zusammengefasst, die den Prozess der Krebsentstehung unterdrücken oder ihm vorbeugen und ihn verhindern. Der amerikanische Krebsforscher Michael Sporn prägte den Begriff 1976.[202]

Adaptogene wie Ashwagandha stärken das Immunsystem, stimulieren die Energieproduktion in den Mitochondrien, entgiften den Organismus und bekämpften durch ihre Fülle an Antioxidantien erfolgreich zellzerstörende freie Radikale, die Krebs verursachen können. Ashwagandha hat außerdem tumorhemmende Eigenschaften und reduziert die seelischen und körperlichen Symptome einer Chemotherapie.

Was sagt die Wissenschaft?

Der Wurzelextrakt konnte das Wachstum von Tumoren erfolgreich eindämmen.[203] Das Gewicht der Tumore ging zurück, die Lebensdauer der Versuchstiere wurde signifikant verlängert, das Krebsgeschehen unter Kontrolle gebracht. Die Forscher nehmen an, dass die Flavonoid-Glykoside in Ashwagandha und weitere Antioxidantien eine Rolle spielten.

In einer weiteren Studie half Ashwagandha-Extrakt das maligne Melanom (schwarzen Hautkrebs), eine besonders aggressive Hautkrebsart, zurückzudrängen.[204] Ashwagandha hat sich bei unterschiedlichen Krebsarten als wirksam gezeigt wie Hautkrebs, Lungenkrebs und Leukämie, ohne dabei gesunde Zellen anzugreifen.[205] Der Wurzelextrakt greift in alle Stadien des Krebsgeschehens ein und fördert zum Beispiel selektiv das Selbstmordprogramm der Krebszellen, die sogenannte Apoptose, indem es die Stoffwechselprozesse der Krebszellen stört.[206] Withaferin wirkt als Auslöser eines Apoptose-Programms für die Krebszellen, indem es das wichtige Tumorsuppressor-Gen p53 aktiviert.[207] Withaferin A reguliert die Signalwege herunter, die das Überleben der Krebszellen zum Beispiel eines Dickdarmkarzinoms unterstützen, wie etwa Akt/NF-kappaB.[208] Das Withanolid D induziert eine Apoptose sowohl bei Myelomzellen als auch bei Lymphzellen von Leukämiepatienten.[209]

Eine Übersichtsstudie aus dem Jahr 2016 beleuchtet die Wege, wie Wurzel- und Blattextrakte aus Ashwagandha in das Tumorgeschehen eingreifen.[210] Zahlreiche Studien belegen, dass die Inhaltsstoffe selektiv das Selbstmordprogramm (Apoptose) von Krebszellen in Gang setzen. Außerdem verhindern sie die Bildung von neuen Blutgefäßen, man spricht von Angiogenese, wodurch das Tumorwachstum ausgebremst wird, weil sich die Krebszelle nicht mehr mit Sauerstoff und Nährstoffen versorgen kann.[211] Angiogenese bedeutet einen fundamentalen Schritt in der Wandlung eines Tumors vom ruhenden zum malignen, also bösartigen Zustand, in dem Metastasen gesetzt werden. Ashwagandha reguliert den angiogenetischen Prozess und ist in der Lage, bei bösartigen Tumoren die Tumorangiogenese selektiv zu unterdrücken. Selektiv bedeutet, dass gesunde Zellen nicht beeinträchtigt werden, nur Krebszellen. Der Heilkräuterexperte Donald R. Yance: »Die Befunde identifizierten eine neue Wirkungsform von Withaferin A, dem steroidalen Hauptlacton innerhalb der Familie der Withanolide von Ashwagandha als potenten Hemmer der Krebsangiogenese durch die Suppression des vaskulären endothelialen Wachstumsfaktors VEGF und des NF-kappaB. Dies hebt den potenziellen Nutzen von Ashwagandha für die Krebsbehandlung oder -prävention hervor.«[212]

Wie bereits mehrfach dargelegt, wirkt Ashwagandha antientzündlich und eignet sich damit ideal bei chronischen Entzündungen. So führen lang anhaltende Entzündungen im Darm irgendwann zur Entartung von Zellen und begünstigen so die Entwicklung von Krebs. Gleichzeitig wird das Immunsystem durch Ashwagandha gestärkt, wodurch die körpereigene Abwehr besser in der Lage ist, schon im Frühstadium Krebszellen zu identifizieren und aus dem Organismus zu ziehen.[213] Der Wurzelextrakt normalisiert die Anzahl von Immunzellen und Immunglobulinen.[214]

Im Tierversuch mit Mäusen konnte ein Rückgang der Tumorgröße zwischen 54 und 70 Prozent beobachtet werden, bei einigen fand sogar innerhalb von sieben Tagen eine komplette Regression statt, nachdem Withaferin A in den Tumor gespritzt worden war.[215] In einem anderen Tierversuch wurde gezeigt, dass ein Ashwagandha-Extrakt die Bildung von Telomerase in Krebszellen verhinderte, sie dadurch im Wachstum gestoppt wurden und abstarben.[216]

Im Anfangsstadium seines Wachstums ist der Prostatakrebs auf die Stimulierung durch die männlichen Sexualhormone (Androgene) angewiesen. Daher behandelt man diese Krebsart mit androgenunterdrückenden Medikamenten oder sogar mit Kastration. Die Mehrheit der Prostatakrebspatienten entwickelt gegen diese Art von Therapie eine Resistenz. Sie bringen einen Prostatakrebs hervor, der Androgene ignoriert und wesentlich aggressiver und schwerer zu behandeln ist als die Ursprungsvariante. Im Tiermodell war Withaferin A in der Lage, die Prostatazellen wieder als Androgenrezeptoren zu sensibilisieren.[217] Zusammen mit einer Anti-Androgen-Therapie wurde ein Apoptose-Programm der Krebszellen in Gang gesetzt. Withaferin A ist in der Lage, sowohl androgensensiblen als auch androgenresistenten Prostatakrebs zu unterdrücken.[218]

In einer Studie unterzogen sich 100 Patientinnen mit Brustkrebs einer Chemotherapie und nahmen gleichzeitig einen Ashwagandha-Extrakt ein, alle acht Stunden zwei Gramm. Die Mehrheit der Patientinnen (77 Prozent) hatten Krebs im Stadium II oder III. Die Teilnehmerinnen erhielten entweder eine Kombination aus Chemotherapie und oral verabreichtem Ashwagandha-Wurzelextrakt oder nur Chemotherapie. Die Teilnehmerinnen der Ashwagandha-Gruppe litten weniger stark an den Symptomen der Chemotherapie, ihre Lebensqualität blieb erhalten, und es wurde eine bemerkenswerte Anti-Krebs-Wirkung festgestellt. Durch die Aktivierung der Immunzellen konnte gezeigt werden, dass Ashwagandha die CD4+-T-Helferzellen aktiviert.[219]

Es wurde beobachtet, dass Withaferin A die Krebszellen für die Wirkung von Strahlentherapie sensibilisiert.[220] Chemotherapeutika wie Sorafenib, Oxaliplatin und Cisplatin können in ihrer Dosis reduziert werden, was auch die Nebenwirkungen verringert.[221] Die Hauptwirkung von Ashwagandha-Wurzelextrakt scheint Yance zufolge die Stimulierung der Stammzellenproliferation zu sein.[222] Stammzellen ersetzen im Körper kranke oder verletzte

Zellen und übernehmen wichtige Regenerations- und Reparaturarbeiten im Körper. Die Zelldichte des Knochenmarks in der Ashwagandha-Gruppe war um 146 Prozent erhöht und die Gesamtzahl der weißen Blutkörperchen signifikant erhöht.

Yance schreibt in seinem Buch über *Adaptogene in der medizinischen Kräuterheilkunde*: »Ich benutze für alle meine Patienten mit Krebs bei adaptogenen Rezepturen Ashwagandha, während und nach der Chemotherapie, Bestrahlung und Operation.«[223] Warum? Im Tiermodell konnte in mehreren Studien eine gravierende Zunahme an weißen Blutkörperchen und Blutplättchen beobachtet werden zum Schutz vor einer Myelodepression, dem Aussetzen der normalen Blutbildung im Knochenmark.[224] Tiere, die mit einem Zytostatikum gegen Krebs behandelt wurden, zeigten eine signifikante Zunahme von Antikörper-Antworten und roten Blutkörperchen.

Bei Menschen, die neben einer Chemotherapie Ashwagandha-Extrakte bekamen, konnte die Blase vor den schädlichen Auswirkungen der aggressiven Medikamente geschützt werden.[225] Ashwagandha stärkt das Immunsystem nach einer Chemotherapie, indem der Spiegel von immunkompetenten Zellen, Antigen-Antikörper-Komplexen und Immunglobulinen erhöht wird. Ashwagandha schützt auch das Herz vor den negativen Begleiterscheinungen einer Chemotherapie.[226]

Ashwagandha sensibilisiert nicht nur Krebszellen für Chemotherapie, sondern stellt selbst ein natürliches und nebenwirkungsfreies Chemotherapeutikum dar. Dazu Yance: »Untersuchungen der antitumoralen und strahlensensibilisierenden Eigenschaften – Steigerung der Krebszellen-spezifischen Toxizität – erzielten ermutigende Ergebnisse. Studien zeigten, dass der Wurzelextrakt von Ashwagandha eine gute natürliche Ressource für einen potenten und relativ sicheren strahlensensibilisierenden und chemotherapeutischen Wirkstoff ist.«[227] Im Tiermodell konnten das Auftreten von Tumoren und das Tumorvolumen deutlich reduziert und die Lebenserwartung signifikant erhöht werden. Die antioxidativen und entgiftenden Eigenschaften von Ashwagandha sind es hauptsächlich, welche Tiere und Menschen vor den negativen Auswirkungen einer Chemotherapie schützen.

Jedes Jahr werden mehr als 50 neue Studien zur Wirkung der Inhaltsstoffe von Ashwagandha auf das Krebsgeschehen und als Krebs-Prophylaxe veröffentlicht. Die Ergebnisse sind vielversprechend. Im Standardwerk von S. C. Kaul, *Science of Ashwagandha: Preventive and Therapeutic Potentials* mit mehr als 500 Seiten beschäftigt sich etwa die Hälfte der Beiträge mit dem Thema Krebs. Es lässt sich nicht abschließend beurteilen, ob Ashwagandha eine Krebsheilpflanze ist. Dass sie Krebs vorbeugen kann, steht mittlerweile jedoch außer Frage und ist durch Studien abgesichert. Ich empfehle daher auch zur Krebsprophylaxe die regelmäßige Einnahme.

Ashwagandha für Männer

Ashwagandha macht »müden Männern Beine«. In Sanskrit bedeutet Ashwagandha »Geruch eines Pferdes« und soll die Manneskraft steigern und Männern die Kraft eines Hengstes schenken.[228] Auch Männer bekommen eine Midlife-Crisis, meist um das 40. Lebensjahr herum und oftmals ausgelöst durch einen Abfall des männlichen Hormons Testosteron. Diese Phase wird Andro- oder Penopause genannt und ist vergleichbar mit der Menopause bei Frauen. Facharzt Dr. Peter Niemann, Autor des Buches *Powerhormon Testosteron,* formuliert es so: »Das Testosteron verleiht unerschütterliches Selbstbewusstsein und sorgt für eine schnellere Regeneration und Muskelaufbau – es schützt sogar vor Alzheimer und ist wichtig für die Gesundheit der Prostata und des Herzens.«[229]

Männer fühlen sich bei Testosteronmangel, der bei ungesunder Lebensweise dank Fast Food und Bewegungsmangel schon mit achtzehn Jahren auftreten kann, müde und antriebsschwach. Sie haben Schweißausbrüche, ihr Wunsch nach Sexualität geht zurück, sie sind oft scheinbar grundlos traurig oder reizbar, leiden unter Stimmungsschwankungen oder gar Depressionen. Viele Männer sind oft müde und erschöpft, sie haben Gedächtnisstörungen und Schlafprobleme, leiden unter Blutarmut und Leistungsschwäche, haben oft Knochen- und Gelenkbeschwerden und sie verlieren an Muskelmasse und Kraft. Osteoporose kann sich einstellen, die Haare fallen aus, mehr Fettmasse vor allem als viszerales Bauchfett schleicht sich ein und die Erektionsfähigkeit lässt nach. Studien belegen sogar ein erhöhtes Krankheitsrisiko für bestimmte Krankheiten wie zum Beispiel Diabetes, Herz- und Gefäßerkrankungen und Depressionen.

Alex Schroeder, Präsident des Berufsverbands der Deutschen Urologen, beschreibt das Dilemma so: »Die Testosteronbildung hört zwar anders als die Östrogenbildung bei Frauen nie komplett auf, aber der Mann wird bei weniger Testosteron ruhiger, phlegmatischer, antriebsloser. Er verbringt weniger Zeit beim Sport, dafür mehr auf dem Sofa. Gewichtszunahme ist oftmals die Folge.«[230] Urologen empfehlen den Betroffenen, vor allem auf Alkohol und Nikotin zu verzichten, Übergewicht abzubauen, Sport zu treiben, Stress zu vermeiden und zu einer vitaminreichen Mischkost möglichst aus Bioanbau zu greifen anstatt zu Fertiggerichten. Pestizide werden vom Körper oft als Östrogene interpretiert und sind mitverantwortlich für einen niedrigen Testosteronspiegel. Wer allerdings seit 20 Jahren Raubbau an seiner Gesundheit betrieben hat, bei dem werden die testosteronproduzierenden Leydig-Zellen in den Hoden nicht mehr die volle Leistungsfähigkeit entwickeln. Eine Hormonersatztherapie unter ärztlicher Kontrolle ist oft der letzte Ausweg. Sie ist allerdings nur sinnvoll in Kombination mit einer Änderung des Lebensstils, weil der Körper die Testosteronproduktion weiter reduziert, solange man ihm das Hormon lediglich von außen zuführt.

Besonders übergewichtige Männer leiden an einer niedrigen Konzentration des Sexualhormons, denn das überschüssige Fettgewebe erhöht die Aktivität des Enzyms Aromatase, das Testosteron in Östrogen umwandelt. Zu viel Stress, Alkohol, Schlafmangel und ein Defizit an Zink, Selen, Bor oder Vitamin A verlangsamen die Produktion der Geschlechtshormone.[231] Das Stresshormon Cortisol ist der Gegenspieler von Testosteron und senkt die Androgenkonzentration. Wer wenig oder keinen Sport macht, belastetes Essen mit Agrargiften zu sich nimmt, Übergewicht, Diabetes und einen hohen Cholesterinspiegel hat, gehört zur Risikogruppe für einen Testosteronmangel. Es gibt aber auch Männer zwischen 60 und 80 Jahren, die schlank, sportlich, biologisch jünger sind und auch im Alter einen guten Testosteronspiegel aufweisen. Von Selbstmedikamentation mit synthetischem Testosteron aus dem Fitnessstudio oder aus dem Internet ist allerdings tunlichst abzuraten. Auch der Urologe Dr. Christian Leiber warnt: »Sehr gefährlich! Schlimmstenfalls können die Hoden auf Erbsengröße schrumpfen!«[232]

Als Adaptogen gleicht Ashwagandha den Hormonhaushalt aus. Ein zu niedriger Testosteronspiegel wird angeglichen, wie zahlreiche Studien an Tier und Mensch belegen.[233] Auch aktivierter Bockshornklee zum Beispiel nach Dr. Pandalis ist eine Möglichkeit, den Testosteronspiegel auf natürliche und gefahrlose Weise zu erhöhen. Das Produkt gibt es in Apotheken, und auch dazu liegen etliche Studien vor, welche die Wirksamkeit belegen.

Männer mit Familienwunsch könnte interessieren, dass Ashwagandha die Zahl der Spermien erhöht und deren Qualität und Mobilität entscheidend verbessert. In einer Studie wurde unfruchtbaren Männern über drei Monate hinweg 5000 Milligramm Ashwagandha-Pulver verabreicht. Die Anzahl der Spermien nahm um durchschnittlich 363 Prozent zu, die Beweglichkeit um 149 Prozent.[234] In einer weiteren Studie wurden die Partnerinnen von 14 Prozent der als unfruchtbar diagnostizierten

Männer während der dreimonatigen Studiendauer schwanger.[235] Die Studien zeigten auch, dass unfruchtbare Männer im Durchschnitt ein höheres Niveau an oxidativem Stress aufwiesen und einen niedrigeren Antioxidantienspiegel hatten, was durch die Nahrungsergänzung mit Ashwagandha ausgeglichen wurde.[236]

Eine Doppelblindstudie bekräftigte dieses Ergebnis. Sie fand heraus, dass Ashwagandha bei Unfruchtbarkeit bezüglich der Anzahl, Mobilität und Qualität der Spermien ebenso effektiv war wie das Medikament Pentoxifyllin, aber keine Nebenwirkungen hatte.[237]

Eine weitere Studie ergab, dass Ashwagandha die Spermienkonzentration um 168 Prozent erhöhte, das Volumen um 53 Prozent und die Mobilität der Spermien um 57 Prozent. Der Testosteronspiegel verbesserte sich um 17 Prozent und der Lutropin-Spiegel, ein Hormon, das die Produktion von Testosteron in den Hoden stimuliert, stieg um 34 Prozent an. Alle Ergebnisse waren besser als in der Placebogruppe, in der keine Verbesserungen erzielt wurden.[238]

Zahlreiche Studien bestätigen, dass Ashwagandha bei männlichen Athleten und sportlich aktiven Männern *noch* mehr als bei Frauen die Ausdauer steigert. Außerdem wirkt es sich günstig auf die Psyche aus, verbessert die sozialen Beziehungen, erhöht den Hämoglobingehalt des Blutes, was die Herzleistung verbessert. Die Muskelmasse wächst schneller, die Kraft nach dem Training und die Trainingsleistung verbessern sich und die Erholungsphase nach Trainingsphasen wird verkürzt.[239] Die Ergebnisse waren schon nach vier Wochen zu beobachten, die Studien dauerten meistens zwischen acht und zwölf Wochen. Die guten Ergebnisse wurden damit erklärt, dass der Cortisolspiegel sinkt, was den Muskelaufbau verbessert, während die antioxidative und antientzündliche Wirkung eine Erholung der Muskeln beschleunigt. Die Verbesserung der sportlichen Leistung wird mit der Unterstützung der Mitochondrienfunktion, der höheren Produktion von Hämoglobin und der adaptogenen Wirkung Ashwagandhas auf das Nervensystem in Verbindung gebracht.[240]

In der Ayurveda-Lehre wird offen über Libido, Sex, Fruchtbarkeit und Aphrodisiaka gesprochen.[241] Dort gilt ein erfülltes Liebesleben als wichtige Säule der Gesundheit. Die innere Reinigung und damit das freie Fließen der Körpersäfte werden als erster Schritt in diese Richtung betrachtet. *Rasayana* (Verjüngungsmittel) wie Ashwagandha können nach der ayurvedischen Lehre sowohl diese Reinigung unterstützen als auch die Libido steigern.[242]

Ashwagandha für Frauen

Ich habe bewusst den Männern thematisch den Vortritt gelassen, um hier noch einmal Bezug auf das Kapitel nehmen zu können. Frauen brauchen nicht zu befürchten, dass Ashwagandha sie »vermännlicht«, indem es bei ihnen den Testosteronspiegel erhöht. Adaptogene gleichen lediglich aus und optimieren die körperlichen Prozesse.

Bei Frauen steigert Ashwagandha die sexuelle Lust und Orgasmusfähigkeit und verbessert ihre Fruchtbarkeit.[243] Wenn der Östrogenspiegel in der Menopause zurückgeht, mildert die Pflanze den Abfall der Hormonproduktion. Die Haut bleibt straff, die Stimmung stabil, es kommt weniger zu Hitzewallungen und die Libido bleibt. Auch Scheidentrockenheit, Haarausfall und trockene Haut, alles Symptome der Wechseljahre, treten seltener auf. Adaptogene sind dafür bekannt, dass sie Libido und sexuelle Kraft steigern, indem sie eine verjüngende und harmonisierende Wirkung auf das endokrine System ausüben und daher bei einer Vielzahl von hormonellen Problemen helfen können, was den Haushalt der Sexualhormone und die Fruchtbarkeit einschließt.

Bleibt der Östrogenspiegel hoch, wird auch mehr Kollagen gebildet, was Bindegewebe und Haut straff und jugendlich erhält. Darüber hinaus verlangsamt Ashwagandha durch seine vielen Antioxidantien und verjüngenden Substanzen die Faltenbildung und verhindert die Bildung von Altersflecken.

Ashwagandha gleicht nicht nur einen Überschuss an Östrogenen in der Pubertät aus – Symptome können Menstruationsbeschwerden und Akne sein –, sondern auch einen Mangel. In der Menopause stimuliert die Pflanze die Produktion des Steroidhormons DHEA – des sogenannten Dehydroepiandrosterons. Dieses Hormon ist der Gegenspieler zu Cortisol und wird auch »Jungbrunnen-Hormon« genannt, weil es die Östrogenproduktion in den Nebennieren ankurbelt, wenn die Eierstöcke kein Östrogen mehr produzieren. Der Körper vermag dann auch nach den Wechseljahren in den Nebennieren aus dem DHEA Östrogen herzustellen und damit den Östrogenspiegel auszugleichen. DHEA wirkt Fettleibigkeit entgegen, fördert Muskelaufbau und sorgt für eine Erhöhung der Knochenmineraldichte.[244]

Eine doppelblinde und placebokontrollierte Studie über zwei Monate hinweg ergab, dass Ashwagandha bei Frauen mit Libidoverlust und Schmerzen beim sexuellen Verkehr sowohl die Libido steigerte als auch das Scheidensekret erhöhte und sich so Schmerzen beim sexuellen Verkehr verminderten.[245] In der altindischen Kamasutra-Lehre wird Ashwagandha Frauen zur Luststeigerung und für optimale sexuelle Befriedigung empfohlen.[246]

Frauen sind Weltmeister im »Sich-Sorgen-machen« und leiden durchschnittlich noch mehr unter Schlafproblemen und Ängsten als Männer. Bei Neale Donald Walsch heißt es in *Gespräche mit Gott, Band I*: »Sorgen sind ein Ausdruck des Verstandes, der seine Verbindung zu Gott verloren hat.« Und: »Die Gesundheit wird sich über Nacht verbessern, wenn das Sich-Sorgen aufhört.«

Zu viele negative Gedanken und Gefühle können die Lebenserwartung verkürzen. Ashwagandha hilft, mehr heitere Gelassenheit zu entwickeln.

Ashwagandha hilft auch, den Menstruationszyklus auszugleichen und regelmäßiger zu machen, damit Periodenschmerzen und -krämpfe gelindert werden können. Oft stehen hinter solchen Problemen Stress und die damit verbundenen hormonellen Ungleichgewichte. Auch die Fruchtbarkeit wird mit Ashwagandha erhöht und Geburten werden erleichtert.

Ashwagandha wird Frauen mit Candida-Infekten der Vagina empfohlen. Man löst Pulver in warmem Wasser auf und tränkt einen Tampon damit, den man anschließend in die Scheide einführt und ein oder zwei Stunden einwirken lässt. Die Antioxidantien in Ashwagandha töten neben vielen anderen Pilzen auch Candida-Pilze ab.[247]

Ashwagandha kann ein Teil des Gewichtsmanagements werden. Die Schlafqualität und das Stressniveau verbessern sich. Stress und Schlafstörungen stehen oft hinter einer ungewollten Gewichtszunahme. Ein hoher Cortisolspiegel führt zu mehr Kalorienaufnahme und Essattacken. Ashwagandha reduziert das Niveau dieses Stresshormons und kurbelt die Fettverbrennung an. Wenn Frauen unter Gewichtszunahme aufgrund einer Unterfunktion der Schilddrüse leiden, könnten sie es mit Ashwagandha probieren.[248]

Ashwagandha hilft auch bei Untergewicht, wovon oft ältere Frauen betroffen sind. In Indien wird der pflanzliche Extrakt Kindern und Erwachsenen gegeben, um an Gewicht zuzunehmen und mehr Muskelstärke zu gewinnen.[249] Wer Übergewicht hat, dem hilft Ashwagandha abzunehmen, wer Untergewicht hat, zuzunehmen. Dieses Ausgleichende und Optimierende ist der Charakter von Adaptogenen.

Ashwagandha ist innerlich und äußerlich angewendet ein Schönheitsmittel. Vermischen Sie einfach Ihre Portion Tages-

oder Nachtcreme mit einer Prise Ashwagandha-Pulver. Ashwagandha hilft bei Falten, Alters- oder Pigmentflecken und auch Vitiligio, der Weißfleckenkrankheit. Natürlich profitieren auch Männer von Ashwagandha, aber ich finde, die Königin des Ayurveda hat besonders viel für Frauen zu bieten.

Ashwagandha für eine schöne Haut

Da Ashwagandha voller Antioxidantien steckt, ist es nicht überraschend, dass die Pflanze nicht nur innerlich, sondern auch äußerlich für schöne Haut sorgt. In einer randomisierten placebokontrollierten Doppelblindstudie, die im März 2023 veröffentlicht wurde, bekamen Männer und Frauen eine Lotion mit acht Prozent Ashwagandha-Wurzelextrakt, die sie auf das Gesicht auftrugen. Die Teilnehmer der Studie waren zwischen achtzehn und sechzig Jahren alt, die Studiendauer betrug sechzig Tage. Gemessen wurden Faltentiefe, Größe der Poren, Feuchtigkeit, Hautfarbe, Hautelastizität und Pigmentation. Die Haut war zum Ende der Studie wesentlich besser mit Feuchtigkeit versorgt, praller und auch die Elastizität hatte signifikant zugenommen. Der Melanin-Index war allerdings in beiden Gruppen gleich, Pigmentflecken waren also nicht zurückgegangen. Möglicherweise war hierfür der Anwendungszeitraum zu kurz.[250]

Andere Studien belegen, dass Ashwagandha Pigmentflecke sichtbar reduziert.[251] Der Prozess wird damit erklärt, dass der Extrakt die Aktivität eines Enzyms namens Tyrosinase verringert, das in menschlichen Melanozyten die Pigmentbildung fördert. Melanozyten bilden das Hautpigment Melanin und stammen von Zellen aus der tiefsten Schicht der Epidermis, der sogenannten Basalschicht.[252] Tyrosinase wird durch ultraviolette UVB-Strahlen, also Sonnenexposition gefördert. Man könnte Altersflecken daher besser »Sonnenflecken« nennen. Der Eumelaningehalt der

Hautzellen wurde durch Ashwagandha erheblich reduziert. Eumelanin ist neben Phäomelanin das Pigment, was die Haar- und Hautfarbe bestimmt, die Pigmente werden auch Melanine genannt.[253] Auch bei höherer Dosierung kam es nicht zu einer Hypopigmentierung, einer zu starken Aufhellung der Haut. Die Forscher empfehlen daher Ashwagandha-Auszüge zur Prophylaxe und Therapie von Pigmentstörungen wie zum Beispiel der UVB-Melanosis oder Melasma, großflächigen braunen Pigmentflecken im Gesicht, auch Altersflecken genannt (*Lentigo seniles*).[254]

Im Handel gibt es Kosmetikprodukte auf Ashwagandha-Basis, die eine jugendliche Ausstrahlung und verbessertes Hautbild versprechen. Es besteht aber auch die Möglichkeit, sich Hautpflegeprodukte auf Ashwagandha-Basis selbst herzustellen. Dabei spart man eine Menge Geld.

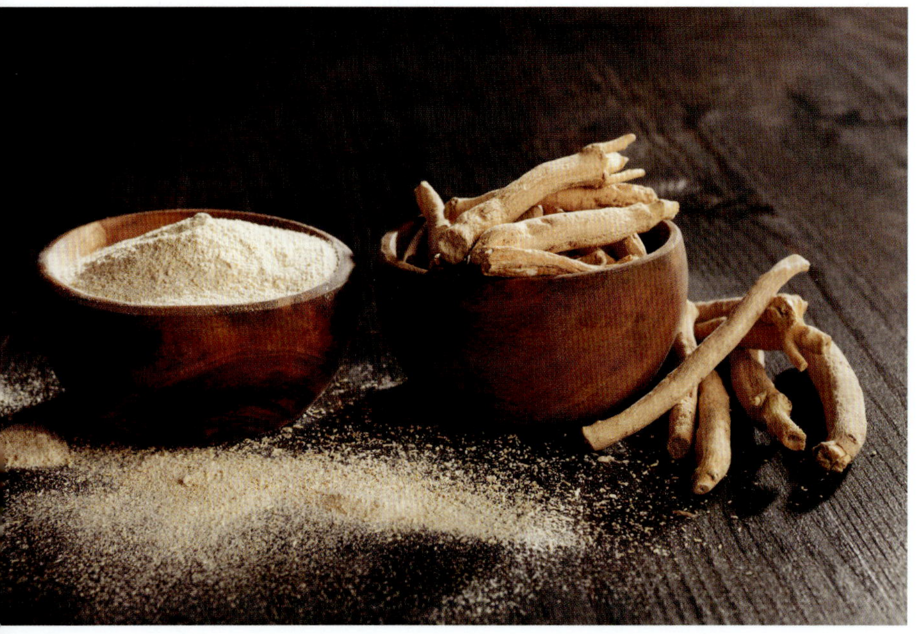

Hautpflege zum Selbermachen

Am einfachsten geben Sie eine Prise Ashwagandha-Pulver in die Tagesportion Ihrer Tages- oder Nachtcreme. Gut vermischen und auftragen. Alternativ können Sie ein paar Tropfen Extrakt nehmen wie *Ashwagandha Tinktur Bio* von Kasimir & Lieselotte oder *Ashwagandha Öl* von Essence.

Sie können auch ein paar Tropfen ätherisches Ashwagandha-Öl mit einem Teelöffel Kokosöl mischen und als Creme auftragen. Ätherisches Ashwagandha-Öl gibt es von verschiedenen Anbietern.

Für eine pflegende Maske vermischen Sie einen Teelöffel Pulver mit so viel Wasser, dass eine Paste entsteht. Verteilen Sie die Paste auf der Haut und lassen Sie sie eintrocknen, während Sie sich entspannt hinlegen. Waschen Sie dann alles mit lauwarmem Wasser ab und wiederholen Sie die Maske zwei Mal die Woche.

Für eine weitere Maskenvariante brauchen Sie zwei Teelöffel Ashwagandha-Pulver, einen Teelöffel Ingwerpulver, einen Teelöffel getrocknete und gemahlene Zitronenschalen von Bio-Zitronen und 250 Milliliter Wasser. Kochen, abkühlen lassen und auftragen, bis die Maske trocken ist, dann abspülen.

HEILWIRKUNGEN VON A BIS Z

Die Bandbreite der Heilwirkungen von Ashwagandha ist einerseits erstaunlich, liegt andererseits aber auch auf der Hand, wenn man bedenkt, dass es sich um ein Adaptogen handelt. Diese sind einzigartig unter den Heilpflanzen und können alle körperlichen und seelischen Funktionen im Körper ausgleichen und optimieren. In den Studien wurden zwar oft spezielle Inhaltsstoffe wie Withanolide als Wirkstoffe genannt. Ich bitte Sie aber zu bedenken, dass die ganze Pflanze immer wirksamer ist als isolierte Teile, weil die Inhaltsstoffe synergetisch, also sich gegenseitig unterstützend, zusammenwirken. Daher reicht auch eine geringe Dosis des Wurzelextrakts von drei Kapseln täglich, um eine Wirkung zu erzielen. Die Wirkung von Ashwagandha kann allerdings erst oft nach Wochen, manchmal erst nach Monaten in voller Stärke beobachtet werden, sodass ich Sie bitte, sich mit etwas Geduld zu wappnen. Wenn Sie ein gesundheitliches Problem haben sollten, ist dies vermutlich auch nicht über Nacht entstanden. Zur Dosierung ist zu sagen, dass in den meisten wissenschaftlichen Studien zwischen 600 und 1000 Milligramm des Wurzelextrakts täglich verabreicht wurden mit den besten Ergebnissen. Geringere Dosen lohnen sich oft nicht, gerade, wenn man einen therapeutischen Erfolg erzielen will.

Was ich an Ashwagandha so positiv im Gegensatz zu schulmedizinischen Medikamenten finde: Bei normalem Gebrauch treten keine Nebenwirkungen auf. Es gibt auch keinen Gewöhnungseffekt und – im Gegensatz zu Ginseng – keine Entzugserscheinungen beim Absetzen. Die Heilpflanze wirkt außerdem ursächlich und ganzheitlich. Für mich ist Ashwagandha daher nicht nur die

Königin des Ayurveda, sondern auch die Königin der Naturheilmittel für Therapie, aber auch zur Prophylaxe.

Alzheimer

Stoffe in Ashwandha wie Withanolid A schützen das Gehirn vor dem Angriff freier Radikale und damit vor degenerativen Prozessen, die zur Alzheimer- oder Demenzerkrankung führen. Das Gehirn ist durch seine hohe Stoffwechselrate und die Lipidhüllen der Nervenzellen besonders von oxidativen Prozessen betroffen. Withanolide wirken neuroprotektiv als Gehirnschutz und verjüngend aufs Gehirn. Zahlreiche Labor-, Tier- und Humanstudien zeigen, dass Ashwagandha Krankheiten wie Demenz und Alzheimer vorbeugen kann, indem Neuriten vermehrt neu nachwachsen, Gehirnzellen geschützt werden, sich mehr Nervenverbindungen auch im fortgeschrittenen Alter bilden und das Gedächtnis sich verbessert. Aktive Bestandteile der Pflanze, vor allem die Withanamide, schützen Nervenzellen im Gehirn vor den toxischen Auswirkungen des Amyloid-Beta-Proteins. Ashwagandha erhöht die Neuroplastizität. Dies ist die Fähigkeit des Gehirns, sich zu verändern und immer neue Synapsen und »Verschaltungen« aufzubauen. Das Gehirn und der Mensch sind dann auch im Alter in der Lage, sich neuen Herausforderungen anzupassen. Daher wird Ashwagandha ebenso erfolgreich bei Katzen und Hunden mit kognitiver Dysfunktion und weiteren Alterungserscheinungen angewendet. Alterssymptome wie zielloses Herumlaufen, Bellen und Verwirrung verbessern sich merklich.

Anti-Aging

Eigentlich müsste man besser von »Well-Aging« sprechen, denn es geht darum, gesund alt zu werden. Die Antioxidantien in Ashwagandha wie Catechine, Kaempferol, Rutin und weitere bioaktive

Substanzen wie Withanolide und Beta-Sitosterin verjüngen den Organismus und führen im Tiermodell zu einer deutlich verlängerten Lebenserwartung bei hoher Lebensqualität. Sie schützen vor degenerativen Prozessen und senken das biologische Alter. Für ein junges biologisches Alter ist außerdem wichtig, sich regelmäßig zu bewegen, Entspannungszeiten einzuhalten und sich vollwertig und pflanzenbasiert zu ernähren sowie Übergewicht vorzubeugen. Zu viele tierische Fette als Risikofaktor für die Entstehung von Krebs, Diabetes Typ II und Arteriosklerose gilt es zu vermeiden. Ashwagandha steigert die Telomeraseaktivität, wie Untersuchungen zeigten. Telomerase ist ein Enzym, das die Telomere an den Enden der Chromosomen des Erbguts vor Verkürzung schützt. Sie dienen als Schutzkappe der Zelle. Durch Stress werden die Verkürzung der Telomere gefördert und damit die Lebensdauer der Zelle und die des gesamten Organismus verkürzt. Ashwagandha ist tatsächlich DAS natürliche Verjüngungsmittel, nicht nur in der Ayurveda-Lehre, sondern überhaupt.

Antioxidans

Wir brauchen aufgrund von chronischem Stress und Umweltgiften heutzutage mehr Antioxidantien als früher, nehmen über die Nahrung durch fehlende Vitalstoffe (Stichwort *Polyphenole*) immer weniger auf. Ashwagandha hat einen sehr hohen ORAC-Wert von mehr als 8000, der das antioxidative Potenzial der Pflanze angibt. Zahlreiche Inhaltsstoffe in Ashwagandha wie die Glycowithanolide, Flavonoide, Polyphenolsäuren und Bitterstoffe besitzen ein starkes antioxidatives Potenzial zum Neutralisieren freier Radikale, die Zellen zerstören und zu degenerativen Erkrankungen wie Arthritis, Diabetes Typ II oder Rheuma beitragen können und verfrühte Alterungsprozesse begünstigen. Im Tierversuch ließ ein Ashwagandha-Extrakt die Werte von Superoxiddismutase (SOD), Katalase und Glutationperoxidase signifikant ansteigen. Bei diesen handelt es sich um die stärksten körpereigenen Antioxidantien.

Angststörungen und Ängste

Angststörungen sind die häufigste psychische Erkrankung in Deutschland und sie nehmen zu. Dasselbe gilt für die damit oft einhergehenden Panikattacken. Ashwagandha wirkt als Anti-Stress-Mittel und senkt einen zu hohen Cortisolspiegel. Cortisol ist ein Zellgift und beeinträchtigt auf Dauer die kognitiven Fähigkeiten. Bei Ängsten stabilisiert Ashwagandha die Stimmung bei Mensch und Tier und hilft auch bei Zwangsstörungen. Ashwagandha fördert die Wirkung von GABA (Gamma-Aminobuttersäure), einem Botenstoff, der ein angegriffenes Nervensystem stärkt und zu mehr innerer Ruhe verhilft. Außerdem wirken die Inhaltsstoffe der Pflanze antientzündlich. Experten gehen davon aus, dass bei der Entstehung von neurodegenerativen Erkrankungen, zu denen auch Angststörungen gehören, Entzündungen im Gehirn eine Rolle spielen. Stress trägt zur Entwicklung von Ängsten und Angststörungen bei. Ashwagandha ist vielleicht die wirksamste Heilpflanze, die den schädlichen Auswirkungen vor allem von chronischem Stress vorbeugen kann. Die Stressachse wird ins Gleichgewicht gebracht und das Niveau des Stresshormons Cortisol um 23 bis 33 Prozent vermindert, wie Humanstudien zeigen.

Arteriosklerose

Verschiedene Inhaltsstoffe in Ashwagandha wie Catechine und Withanolide reduzieren die Oxidation von Fetten und LDL-Cholesterin und verringern damit das Risiko für Arteriosklerose als Voraussetzung für die Entwicklung eines hohen Blutdrucks, des Hauptrisikofaktors für Herzinfarkt und Schlaganfall.

Arthritis, rheumatoide

Es gibt etliche Studien, die belegen, dass sich durch Einnahme von Ashwagandha Schmerzen und weitere Symptome wie Schwellungen und eingeschränkte Beweglichkeit bei Patienten mit rheumatoider Arthritis signifikant verbesserten.

Ausstrahlung

Traditionell wird Ashwagandha in der ayurvedischen Medizin zur Verbesserung der persönlichen Ausstrahlung angewendet. Es geht in dieser alten Gesundheitslehre nicht nur um körperliche Gesundheit, sondern um eine Art von strahlender Gesundheit, mit der wir am liebsten die ganze Welt umarmen und unsere Bestimmung auf Erden erfüllen können.

Auszehrung

In der Ayurveda-Lehre wird Ashwagandha traditionell bei untergewichtigen Kindern angewendet, ebenso bei älteren Menschen, die an Untergewicht und Muskelschwund leiden. Siehe auch unter dem Stichwort »Kräfteverfall«.

Bakterien, pathogene

Ashwagandha wirkt gegen gram-positive und gram-negative Bakterien und wird erfolgreich bei Tuberkulose und bei multiresistenten Keimen eingesetzt.

Burn-out

→ Depressionen

Demenz

→ Alzheimer

Depressionen

Depressionen, darunter fällt auch Burn-out, werden zu Volkskrankheiten. Jeder fünfte Bundesdeutsche ist mindestens einmal in seinem Leben von einer schweren Depression betroffen. Antidepressiva wirken nur symptomatisch und sind Vitalstoffräuber. Ashwagandha, das haben Humanstudien ergeben, steigert die Produktion von GABA, dem wichtigsten Botenstoff im Gehirn. GABA lässt den Serotoninspiegel steigen, das ist unser Wohlfühl- oder Glückshormon. Außerdem bringt Ashwagandha Sympathikus und Parasympathikus in Balance und fördert die Neubildung von Nervenzellen im Gehirn. In Studien wird die Wirkung der Pflanze mit der von Diazepam und anderen Benzodiazepinen als gleich wirksam dokumentiert. Sollten Sie ein Antidepressivum nehmen, das in den Serotoninhaushalt eingreift, müssen Sie mit Ihrem Arzt die Einnahme von Ashwagandha besprechen, damit es nicht zu einem zu hohen Serotoninspiegel kommt.

Diabetes

Sowohl im Tierversuch als auch in klinischen Studien am Menschen konnte Ashwagandha den Blut- und Glukosespiegel senken und verbesserte die Glukosetoleranz. Forscher nehmen an, dass vorwiegend Withaferin A für diese Effekte verantwortlich ist. Auch bei der Behandlung von schmerzhafter diabetischer Neuropathie war die Pflanze hilfreich. Das Adaptogen Ashwagandha baut gefährliches Körperfett ab, hält den Cortisolspiegel niedrig und verbessert die Verwertung von Glukose im Körper. In-vitro-Studien zeigen, dass die Anti-Diabetes-Wirkung von

Ashwagandha darauf beruht, dass sowohl Fettzellen als auch Skelettzellen mehr Glukose aufnehmen, und darauf, dass die Insulinausschüttung durch die Bauchspeicheldrüse steigt. Wenn Sie insulinpflichtiger Diabetiker sind, sollten Sie die Einnahme von Ashwagandha mit Ihrem Arzt absprechen, weil der Blutzuckerspiegel zu stark sinken kann, wenn Sie gleichzeitig Medikamente gegen Diabetes einnehmen.

Eisenmangel

Aufgrund seines hohen Gehalts an dem Spurenelement Eisen von 119 Milligramm pro 100 Gramm wird Ashwagandha seit alters her in Indien zur Behandlung von Eisenmangelanämie eingenommen, meist als Pulver in einer Mischung aus Melasse und Milch oder Pflanzenmilch. Auch Tieren mit Blutarmut wird es ins Futter gegeben. Bei Frauen ist das Risiko einer Eisenmangelanämie siebenmal höher als bei Männern und besonders unter Veganerinnen verbreitet. Eisen ist wichtig für eine gesunde Blutbildung und für genügend Lebensenergie und Willenskraft. Es ist dem roten Planeten Mars und damit dem Kriegsgott zugeordnet.

Entgiftung

Nach den Lehren des Ayurveda verhindert Ashwagandha die Ansammlung von *Ama*, also Schlacken im Organismus. Die moderne Wissenschaft hat bestätigt, dass die Saponine in Ashwagandha schleimlösend wirken und eine Verschleimung des Körpers verhindern. Die Antioxidantien bringen Giftstoffe wie Schwermetalle erfolgreich zur Ausscheidung. Mit Kadmium belastete Hühner zum Beispiel bekamen versuchsweise Ashwagandha und ein weiteres Heilkraut, *Ocimum sanctum,* ins Futter. Ihre Leber und Nieren regenerierten sich, das Schwermetall konnte chelatiert und zur Ausscheidung gebracht werden.[255]

Entzündungen

Ashwagandha bremst überschießende Entzündungsreaktionen wie den Zytokinensturm aus und bekämpft *silent inflammations*, jene stillen Entzündungsprozesse, unter denen fast alle Erwachsenen leiden und die das Immunsystem beschäftigen, sodass es weniger intensiv auf Viren und pathogene Keime reagieren kann. Die Pflanze gleicht das Immunsystem aus, sodass es weniger zu überschießenden Reaktionen kommt und die Entzündung wieder endet, wenn der Anlass – zum Beispiel ein eingedrungener Fremdkörper – überwunden ist. Besonders das Steroid-Lacton Withaferin A wirkt als entzündungshemmende Substanz. Es regelt die Produktion entzündungsfördernder und schmerzverursachender Prostaglandine der Gruppe 2 herunter. Forscher nehmen an, dass auch der hohe Gehalt an Steroiden in Ashwagandha für die entzündungshemmende Wirkung verantwortlich ist. Ashwagandha bremst auch den Effekt von Cyclooxygenase, einem Enzym, das zur Herstellung von Prostaglandinen der Gruppe 2 gebraucht wird, und reguliert die Produktion pro-inflammatorischer Zytokine. Auch Tieren wird bei Entzündungen Ashwagandha ins Futter gegeben. Im Tierversuch wirkte ein Pflanzenextrakt bei Arthritis ähnlich wie ein Cortisonpräparat, aber ohne Nebenwirkungen.

Epilepsie

Studien zeigen, dass Ashwagandha eine entkrampfende Wirkung hat und die Häufigkeit und Schwere epileptischer Anfälle verringert.

Frauen: gesundheitliche Themen

Für Frauen hat Ashwagandha viel zu bieten. Wechseljahresbeschwerden werden verhindert oder abgemildert. Studien zeigen, dass Symptome wie Hitzewallungen, Verlust der Libido, trockene Haut, Stimmungsschwankungen und Angstzustände sich unter Ashwagandha verringern. Es kommt nicht zu einem übermäßig starken Östrogenabfall, weil die Nebennieren den Teil der Hormonproduktion übernehmen, der zuvor von den Eierstöcken übernommen wurde. In der Menopause stimuliert Ashwagandha die Produktion des Steroidhormons DHEA, des Jungbrunnen-Hormons, was die Nebennieren zur Hormonproduktion anregt. DHEA wirkt auch der Gewichtszunahme entgegen und erhöht die Knochendichte. Langzeitbehandlungen zeigen, dass Myome in der Gebärmutter sich zurückbildeten. Myome sind gutartige Wucherungen in den Muskelwänden des Uterus, die entarten können. Auch wenn die Regel ausbleibt oder zu stark ist, so zeigen Studien, wirkt Ashwagandha regulierend und ausgleichend. Selbst nach der Menopause wird genügend Scheidenflüssigkeit produziert für einen schmerzfreien Geschlechtsverkehr. Auch eine zu hohe Östrogenproduktion in der Pubertät, die zu Akne führen kann, wird ausgeglichen. Innerlich und äußerlich angewendet kann die Pflanze Faltenbildung verlangsamen. Vaginalmykosen können gut mit Ashwagandha behandelt werden. Außerdem baut Ashwagandha Ängste ab, macht resilient gegen Stress und hilft gegen Stimmungsschwankungen und Depressionen.

Fruchtbarkeit bei Männern

Wenn die Ursache eines unerfüllten Kinderwunsches beim Mann liegt, könnte Ashwagandha helfen. Die Qualität der Spermien europäischer Männer ist im Sinkflug begriffen. Die Pflanze verbesserte in Humanstudien die Spermienqualität, -menge und -mobilität signifikant. Mit Ashwagandha nahm die Anzahl der Spermien um durchschnittlich 363 Prozent zu, die Beweglichkeit um 149 Prozent. Während der Studien wurden 14 Prozent der Frauen der untersuchten Männer schwanger. Es konnte gezeigt werden, dass die Probanden am Anfang der Studie unter einem eklatanten Mangel an Antioxidantien litten und ein hohes Niveau an oxidativem Stress aufwiesen, was Ashwagandha offenbar normalisieren konnte. Weitere Studien bestätigen diese Ergebnisse. Ashwagandha erwies sich als ebenso wirksam wie das Medikament Pentoxifyllin, aber ohne Nebenwirkungen.

Gedächtnisverlust

Schon vor Tausenden von Jahren wurde Ashwagandha in Indien bei Gedächtnisverlust von Alt und Jung eingesetzt. Diese Wirkung wurde durch die moderne Wissenschaft bestätigt. Besonders Withanolid A schützt das Nervensystem vor Schäden durch freie Radikale, bremst Entzündungsprozesse im Gehirn aus und verbessert das Gedächtnis.

Gegengift

Seit alters her wird in der Ayurveda-Medizin Ashwagandha als Gegenmittel gegen Schlangen- und Skorpiongifte eingesetzt. Studien bestätigen, dass ein Glykoprotein aus Ashwagandha die Hyaluronidasen-Aktivität von Kobra- und Vipergiften hemmt. Dasselbe gilt für das Toxin aus dem Stachel giftiger Skorpione.

Gehirn

Ashwagandha gehört in der Ayurveda-Lehre zu den Medhya-*Rasayanas*, jenen Verjüngungsmitteln, die speziell aufs Gehirn wirken und die kognitiven Fähigkeiten verbessern. Sie stärken Gedächtnis, Motorik, Reaktionszeit, Konzentration und sogar Sozialverhalten. Schon nach zwei Wochen Einnahme des Pflanzenextrakts konnte eine Verbesserung der kognitiven Fähigkeiten beobachtet werden, wobei sich diese noch über den Untersuchungszeitraum von acht Wochen steigerte. Studien zeigen, dass die Pflanze Kindern mit Gedächtnisstörungen und Aufmerksamkeitsdefiziten hilft, aber auch Gedächtnisverluste bei älteren Menschen ausgleicht. Langfristig kann sich auch die visuelle Gedächtnisleistung verbessern. Jeder kann von Ashwagandha profitieren, um seine kognitiven Fähigkeiten zu optimieren, die bei vielen durch chronischen Stress in Mitleidenschaft gezogen sind. Durch verschiedene Mechanismen wie die antioxidativen Eigenschaften und die schützende Wirkung auf die Astrozyten im Gehirn kann Ashwagandha degenerativen Erkrankungen wie Demenz, Alzheimer und Morbus Parkinson vorbeugen oder den Krankheitsverlauf verlangsamen. Mehrere Studien zeigen, dass Ashwagandha neuritische Athropie – die Degeneration von Nervenzellen im Gehirn – verlangsamt, stoppt und umkehrt.

Gewichtsmanagement

Studien ergaben, dass Ashwagandha die Lebensfähigkeit und Synthese von Fettzellen reduziert und auch den Tod von Fettzellen begünstigt. Die Pflanze feuert die Fettverbrennung an. Indem Ashwagandha zu besserem Schlaf verhilft, wird einer Gewichtszunahme aufgrund von Schlafmangel vorgebeugt. Übergewichtige Studienteilnehmer, die Ashwagandha einnahmen, konnten dadurch ihr Gewicht senken sowie auch ihren Bodymass-Index (BMI). Ashwagandha senkt den Cortisolspiegel, was Gewichtszunahme durch Essattacken und die damit verbundene erhöhte Kalorienaufnahme verhindert. Die Pflanze stimuliert die Produktion des Hormons DHEA bei Frauen, was nach der Menopause die Entwicklung von Fettleibigkeit verhindert und gleichzeitig mehr Muskelaufbau bringt.

Hautprobleme

Ashwagandha sorgt für eine schöne Haut und hilft bei Hautproblemen. Die Haut wird elastischer und praller, Pigmentflecken können verschwinden, auch Falten und Vitiligo verschwinden oder die Faltentiefe wird zumindest geringer. Ashwagandha reduziert die Bildung von Tyrosinase, einem Enzym, das in den menschlichen Melanozyten die Pigmentbildung fördert und den Hautton bestimmt. Mit Ashwagandha kann sich der Eumelaningehalt der Hautzellen reduzieren. Es gibt im Handel Kosmetika mit Ashwagandha, oder Sie können sich eigene Kosmetikprodukte herstellen. Tipps dazu finden Sie auf den vorigen Seiten. Für eine schönere Haut sollten Sie Ashwagandha unbedingt auch innerlich einnehmen wegen seiner Fülle an Antioxidantien und Verjüngungsstoffen.

Herz

Ashwagandha wirkt als Stärkungsmittel fürs Herz, als sogenanntes Tonikum. Studien zufolge schlägt das Herz kraftvoller und kann sich zwischen den Schlägen wirksamer entspannen. Ashwagandha reduziert den Cholesterinspiegel, vermindert den Spiegel des »bösen« Cholesterins LDL, senkt die Blutfettwerte und beugt Arterienverkalkung oder Arteriosklerose vor. Ein zu hoher Blutdruck wird durch Einnahme von Ashwagandha gesenkt und damit auch der Hauptrisikofaktor für Herzinfarkt und Schlaganfall. Bei stressbedingtem Bluthochdruck weisen Studien nach, dass die Heilpflanze den Blutdruck erheblich verbessert, und dass die Pflanze die kardiorespiratorische Ausdauer von Leistungssportlern erhöht.

Immunschwäche

Viele Inhaltsstoffe in Ashwagandha wie die Polysaccharide und Alkaloide stärken das Immunsystem und schützen vor Infektionen wie Grippe, Herpes oder HIV. Ashwagandha moduliert, das heißt optimiert das Immunsystem und kann daher auch von Menschen eingenommen werden, die immunsuppressive Medikamente zum Beispiel nach Organtransplantationen einnehmen müssen. Es verbessert insgesamt die sogenannte Immunantwort: Die Gefahr von überschießenden Immunreaktionen wie der gefürchtete Zytokinensturm wird eingedämmt, und die Möglichkeit zur Entstehung von Autoimmunerkrankungen wie Rheuma oder Hashimoto-Thyreoiditis werden verringert. Sowohl die humorale Immunität als auch die zellvermittelte Immunität werden durch die Pflanze verstärkt. Die Aktivität der Makrophagen, der großen Fresszellen, wird stimuliert. Diese fressen nicht nur Krebszellen, sondern hemmen durch Nitritoxid die Vermehrung von pathogenen Keimen wie Bakterien, Viren, Pilzen und Parasiten. Auch die Aktivität der T-Helferzellen wird angekurbelt sowie die Aktivität unserer Abwehrelite, der T-Lymphozyten, gesteigert. Auch T- und B-Zellen werden stimuliert.

Kapha-Störung

Eine Störung des *Kapha-Doshas* – es gibt in der Ayurveda-Lehre die drei Konstitutionstypen *Kapha*, *Vata* und *Pitta,* die sogenannten *Doshas* – bedeutet, dass die Menschen antriebsschwach und phlegmatisch sind. Ashwagandha behebt diese Störung, indem es den Stoffwechsel und das Gehirn aktiviert und darüber hinaus Lebenskraft und Lebensfreude schenkt. Ist jemand hyperaktiv, beruhigt Ashwagandha, ist jemand energie- und kraftlos, wird derjenige aktiviert. Adaptogene wirken ausgleichend; sie bringen den Menschen zurück ins gesunde Gleichgewicht, »back to balance«.

Kräfteverfall

In Indien wird Ashwagandha seit alters her untergewichtigen Kindern und Erwachsenen gegeben, um an Gewicht zuzunehmen und an Muskelmasse zu gewinnen. Auszehrung ist auch in unseren Breiten ein Problem, besonders bei alten Menschen und Menschen mit Krebserkrankung. Ashwagandha hilft bei Übergewicht, gesund abzunehmen, und bei Untergewicht, gesund zuzunehmen. Das ist die erstaunliche Wirkung dieses Adaptogens.

Krebs

Als extrem potentes Antioxidans mit einem ORAC-Wert von mehr als 8000 beugt Ashwagandha Krebserkrankungen vor. Antioxidantien bekämpfen erfolgreich zellzerstörende freie Radikale, die Krebs verursachen können. Ashwagandha wirkt antientzündlich. Chronische Entzündungen zum Beispiel im Darm können dazu führen, dass Zellen entarten. Krebszellen werden durch die Inhaltsstoffe in Ashwagandha in ihrem Wachstum behindert, ein Selbstmordprogramm wird induziert und die Adhäsion – die Anhaftung im Gewebe – sowie die Metastasenbildung verhindert. Das alles findet statt ohne gesunde Zellen zu beeinträchtigen. Auch die Angiogenese, die Bildung von neuen Blutgefäßen in der Krebszelle, wird behindert und damit das Tumorwachstum ausgebremst. Die Aktivität von Makrophagen und natürlichen Killerzellen wird durch Ashwagandha stimuliert. Wenn Menschen Chemotherapie bekommen und dadurch oft unter einem Mangel an weißen Blutkörperchen (Neutropenie) leiden, werden Anzahl und Funktion der Leukozyten verbessert. Withaferin A sensibilisiert die Zellen für die Wirkung der Strahlentherapie, sodass die

Dosis reduziert werden kann. Die Nebenwirkungen von Chemotherapie werden durch Ashwagandha-Extrakte reduziert und die Lebensqualität verbessert, sodass die Einnahme von Ashwagandha begleitend eingesetzt werden sollte. Ashwagandha wirkt gegen Zelllinien vieler Krebsarten wie Brustkrebs, Darmkrebs, Hirntumore, Nierenkrebs, Prostatakrebs, Lungenkrebs, Gebärmutterhalskrebs, Bauchspeicheldrüsenkrebs, Hautkrebs und Magenkrebs. Vor allem der Inhaltsstoff Withaferin A hemmt das Wachstum der Krebszellen und reduziert deren Zellteilung signifikant. Ashwagandha unterdrückt den Tumornekrosefaktor, fördert die Apoptose von Krebszellen und stimuliert die Bildung zytotoxischer T-Lymphozyten, die das Tumorwachstum reduzieren.

Langlebigkeit

In der Ayurveda-Lehre gilt Ashwagandha seit alters her als Verjüngungsmittel und Mittel für Langlebigkeit. Das hohe antioxidative Potenzial befähigt die Heilpflanze, verfrühte Alterungsprozesse durch freie Radikale zu verhindern und die Entstehung von degenerativen Erkrankungen zu verlangsamen. Indem der Mensch mit Stress besser klarkommt und er seelisch ausgeglichener ist, wird mit Ashwagandha der Grundstein für ein langes und gesundes Leben gelegt.

Leber

Im Tiermodell erhöhte Ashwagandha den Gallensäuregehalt der Leber und reduzierte damit den Cholesterinspiegel. Es schützte die Leber vor Schwermetallen und vor Schäden durch ionisierende Strahlung. Hepatische Lipidperoxidation, bei der freie Radikale die Zellen schädigen und die als Anzeichen einer Lebervergiftung gilt, normalisierte sich mit dem Wurzelextrakt von Ashwagandha. Forscher nehmen an, dass die antioxidative Wirkung der Wurzel dabei die Hauptrolle spielt. Auch eine durch Eisenüberschuss verursachte Lebervergiftung konnte durch die Verabreichung des Wurzelextrakts von Ashwagandha reduziert werden.[256]

Leistungsschwäche

Die Inhaltsstoffe von Ashwagandha stellen den Zellen mehr Energie in Form von ATP zur Verfügung. Wer sich körperlich fordert, profitiert von dieser Pflanze, indem sie freie Radikale unschädlich macht, die Selbstheilungskräfte bei Sportverletzungen ankurbelt, mehr Sauerstoff in Muskeln und Gehirn bringt, Muskelmasse und Kraft steigert, die Schlagfrequenz des Herzens unter Belastung optimiert und die Menge von Kreatinphosphat, einer Energieeinheit in der Muskulatur, deutlich steigert. Viele Leistungssportler und ambitionierte Hobbysportler nutzen daher Ashwagandha als natürliche, gesunde und nebenwirkungsfreie Alternative zu verbotenen Dopingmitteln, die oft verheerende Nebenwirkungen haben.

Libidoverlust

Eine begrenzte Anzahl von Studien zeigt, dass Ashwagandha die Libido von Frauen steigern kann.

Männerkrankheiten

Studien zeigen, dass Ashwagandha bei vielen gesundheitlichen Männerproblemen hilfreich ist. Die Pflanze stärkt und schützt das Herz, bringt emotionale Ausgeglichenheit und gesunden Schlaf, fördert die Fruchtbarkeit bei Männern durch Verbesserung der Spermiendichte und -qualität und optimiert den Testosteronspiegel. Sie regt zudem den Muskelaufbau an, erhöht die Ausdauer, fördert eine schnelle Regeneration nach sportlichen Höchstleistungen und verbessert die Resilienz, also die Widerstandsfähigkeit bei Stress. Ashwagandha baut Arteriosklerose ab und verringert einen zu hohen Blutdruck, unter dem viele Männer leiden, und beugt damit Herzinfarkt und Schlaganfall vor. Außerdem beugt es degenerativen Erkrankungen des Gehirns vor und hält das Gehirn jung.

Multiresistente Keime

Ashwagandha hat sich auch beim Befall mit dem multiresistenten Krankenhauskeim *Staphylococcus aureus* bewährt. Man schätzt, dass dreißig Prozent der Erwachsenen – auch das Krankenhauspersonal – Träger von multiresistenten Keimen sind. Wenn das Immunsystem fit ist, kommt es nicht zu einer Erkrankung. Aber: Man wird ja nicht wegen eines Schnupfens ins Krankenhaus eingeliefert. Antibiotika, selbst Reserveantibiotika, wirken oft nicht mehr gegen diese Keime, unter anderem auch, weil sie exzessiv in der Tiermast eingesetzt werden. Hier kommen Antibiotika aus der Natur wie Ashwagandha infrage. Gegen einen chemischen Stoff kann ein Keim Resistenzen entwickeln, nicht aber gegen eine Fülle von gesundheitlich relevanten Inhaltsstoffen in einer Pflanze wie Ashwagandha. Bitte denken Sie auch an Prophylaxe und nehmen Sie daher am besten Ashwagandha täglich zur Gesundheitsvorsorge ein.

Muskelaufbau

Etliche Studien zeigen, dass Ashwagandha hilft, Muskeln aufzubauen. Besonders stark ist diese Wirkung bei Männern zu beobachten, weil ein zu niedriger Testosteronspiegel vor allem bei ihnen maßgeblich erhöht wird. Muskelkraft ist wichtig, um auch im Alter selbstständig leben zu können. Für Muskelaufbau ist selbstverständlich die Einnahme von Ashwagandha allein nicht ausreichend, sondern Bewegungsanreize in Form von Krafttraining müssen dazukommen. Durch Krafttraining werden Reservemuskeln aktiviert und mehr Kalzium in die Knochen eingebaut, was als Osteoporoseprophylaxe und -therapie wirkt. Meine Osteoporosewerte haben sich dank langjährigen Krafttrainings verbessert, und meine Rückenschmerzen aufgrund einer angeborenen Skoliose – einer seitlichen Verkrümmung der Wirbelsäule – sind völlig verschwunden.

Nervosität

Viele Studien mit Menschen, die unter Stress und Angststörungen leiden, zeigen, dass Ashwagandha innere Ruhe schenkt und Nervosität verringert.

Neurologische / psychische Erkrankungen

Ashwagandha schützt das Gehirn vor degenerativen Prozessen und hilft zum Beispiel bei Depressionen (→ Depressionen), Angststörungen (→ Ängste), Schizophrenie, Verhaltensstörungen, Demenz und Alzheimer (→ Alzheimer), Morbus Parkinson (→ Parkinson, Morbus), Epilepsie, ALS und Morbus Huntington.

Osteoporose

In einer Studie wurde Hennen ein Ashwagandha-Extrakt ins Futter gemischt. Der Extrakt erhöhte die Eierproduktion und verbesserte signifikant die Dicke der Eierschale im Vergleich zur Kontrollgruppe.[257] Die Kalzium- und Phosphataufnahme in den Schienbeinknochen wurde verbessert. Durch den Abbau der Hormonproduktion in den Wechseljahren wird auch der

Verlust der Knochensubstanz rapide angekurbelt. Ashwagandha bremst diesen Prozess (→ Frauen). Ashwagandha ist in der Ayurveda-Medizin ein traditionelles Mittel für den Knochenaufbau, weil es die Aufnahme von Kalzium in die Knochen fördert und die Anzahl der im Knochengewebe produzierenden Zellen erhöht. Muskelaufbau in Form von Krafttraining ist ebenfalls nützlich.

Parasiten

Alkohol- und Wasserextrakte aus Ashwagandha werden erfolgreich zur Behandlung von Malaria eingesetzt. Die Pflanze zeigt eine Anti-Malaria-Wirkung gegen den Verursacher *Plasmodium falciparum*, einen einzelligen Parasiten. Ashwagandha wirkt auch zur Behandlung der durch Parasiten hervorgerufenen Leishmaniose, wie Studien belegen. Leishmanien sind geißeltragende Einzeller, die über den Stich von Sandfliegen meist vom Hund auf den Menschen übertragen werden und die sich im Blut als intrazelluläre Parasiten vermehren. Leishmaniose kann die Haut, die Schleimhäute in Nase, Mund und Rachen oder innere Organe wie Leber, Milz oder Knochenmark betreffen. Die Krankheit ist nicht heilbar, die Symptome können nur gelindert werden. Auch vorbeugend wirkt Ashwagandha gegen Parasiten, indem die Vermehrung von Würmern durch Verhinderung der embryonalen Entwicklung gestoppt wird.

Parkinson, Morbus

Bei Morbus Parkinson handelt es sich um eine neurodegenerative Erkrankung, die mit einem Dopaminmangel einhergeht. Im Tierversuch konnte gezeigt werden, dass oxidative Schäden und physiologische Anomalien als auch das Verhalten sich unter Ashwagandha verbesserten. Verantwortlich gemacht werden für diese Wirkung die Withanolide in Ashwagandha, die auch der Entstehung von Morbus Parkinson vorbeugen.

Pflanzenschutz

Auch im Pflanzenschutz hat Ashwagandha großes Potenzial, es schützt Pflanzen vor Insektenfraß, Bakterienbefall und pathogenen Pilzen.[258]

Pilzbelastung

Eine mögliche Belastung mit pathogenen Pilzen wie *Candida albicans* und ihren Stoffwechselgiften haben die meisten Schulmediziner häufig nicht auf dem Radar. Ashwagandha wirkt als Fungizid gegen eine Vielzahl pathogener Pilze wie *Candida albicans* und *Aspergillus niger*. Ashwagandha wirkt auch gegen Schimmelpilze. Dabei wird sowohl die Sporenkeimung verhindert als auch das Wachstum der Hyphen, wie Studien zeigen. Hyphen sind Pilzfäden. Bei Hyphenpilzen besteht der ganze Pilz aus diesen Fäden. Auch gegen den Darmpilz *Candida albicans* zeigte sich Ashwagandha wirksam. Verantwortlich für diese Wirkungen sind hauptsächlich die einzigartigen Withanolide in Ashwagandha.

Rheuma

→ Arthritis, rheumatoide

Schilddrüsenprobleme

Ashwagandha hilft bei autoimmunen Schilddrüsenproblemen wie Hashimoto-Thyreoiditis, einer vergrößerten Schilddrüse oder einem Kropf sowie bei Unter- oder Überfunktion. Es unterstützt die Schilddrüsenfunktion, indem Schäden durch freie Radikale verhindert werden. In Studien wurde beobachtet, dass sich bei Patienten mit abnormen Schilddrüsenwerten alle Schilddrüsenwerte normalisiert hatten. In einer anderen Studie mit Patienten, die an einer Unterfunktion der Schilddrüse litten, verbesserte sich bei allen fünfzig Teilnehmern das Niveau der Schilddrüsenwerte schon nach vier Wochen und noch einmal nach weiteren vier Wochen bis zum Ende der Studie. Die Forscher nehmen an, dass die positiven Auswirkungen von Ashwagandha auf die Schilddrüse mit der Hypothalamus-Hypophyse-Schilddrüsen-Achse zusammenhängen. Chronisch erhöhte Cortisolwerte können die Funktionen dieser Achse stören. Ashwagandha scheint auch hier ausgleichend zu wirken, bei einer Überfunktion der Schilddrüse sollten Sie das Adaptogen aber sicherheitshalber nur in Absprache mit Ihrem Arzt und unter engmaschiger Beobachtung Ihrer Schilddrüsenwerte nehmen, weil die Studienlage noch unbefriedigend ist. Anwender und Anwenderinnen mit einer Hypothyreose berichten aber über eine gute Wirkung und konnten zum Teil auf Medikamente verzichten.

Schlafprobleme

Achtzig Prozent der Arbeitnehmer in Deutschland, das sind rund 34 Millionen Menschen, leiden unter Schlafstörungen, die Tendenz ist stark steigend. Wie zahlreiche Studien belegen, heilt Ashwagandha Schlafprobleme und fördert einen gesunden und tiefen Schlaf. Die Schlafmuster verbesserten sich bei allen Studienteilnehmern. Dadurch wird das Immunsystem gestärkt und einer schlafmangelbedingten Gewichtszunahme vorgebeugt. Die Menschen sind seelisch ausgeglichener. Schlafmangel und Schlafstörungen können zu Depressionen und Angststörungen führen, aber auch zu Übergewicht, Diabetes Typ II, Immunschwäche, Alzheimer, Demenz und Parkinson sowie die Lebenserwartung verkürzen. Verschreibungspflichtige Schlafmittel stören die sogenannte Schlafarchitektur aus Tiefschlaf- und Traumphasen und können schon in kürzester Zeit – innerhalb einer Woche – abhängig machen. Die Pflanze hilft beim Einschlafen vermutlich durch den Inhaltsstoff Triethylenglykol. Im Tiermodell konnte Ashwagandha außerdem wahrscheinlich über seine antioxidative Wirkung negative Auswirkungen von Schlafentzug kompensieren.

Schizophrenie

Auch Schizophreniepatienten können von Ashwagandha profitieren, wie Studien zeigen. Zwölf Wochen lang bekamen Menschen mit Schizophrenie 600 Milligramm Ashwagandha-Wurzelpulver. Depressionen und Ängste gingen deutlich zurück.[259] In einer weiteren Studie der Universität Pittsburgh, USA, bekamen Schizophreniepatienten 1000 Milligramm Ashwagandha-Wurzelpulver. In der Ashwagandha-Gruppe verbesserten sie die Schizophreniesymptome und das Stresslevel der Patienten.

Schwäche (körperlich und geistig)

Ashwagandha vitalisiert, hebt die Stimmung, lässt Untergewichtige leichter zunehmen und sorgt für einen besseren Muskelaufbau.

Stress

In der Ayurveda-Lehre mit ihren Tausenden von Heilpflanzen wird Ashwagandha als das wirksamste Mittel betrachtet, um die Resilienz gegenüber Stressfaktoren jeder Art zu stärken. Genau dies tun Adaptogene: Sie mildern Stressreaktionen ab, weil sie den Cortisolspiegel senken und die Nebennieren über die Regulierung der Hypothalamus-Hypophysen-Nebennieren-Achse

(HHN-Achse) entlasten. Der Cortisolspiegel sinkt durchschnittlich zwischen 23 und 33 Prozent, wie zahlreiche klinische Studien zeigen. Der Flucht-Kampf-Reflex unterbleibt. Stresshormone wie Cortisol, Adrenalin und Noradrenalin wirken als Zellgift und ziehen besonders das Gehirn in Mitleidenschaft, was sich durch eine Minderung der Intelligenz, Gedächtnisverlust oder Konzentrationsstörungen äußern kann. Auf die Dauer, also bei chronischem Stress, kann ein hoher Cortisolspiegel sogar zur Alzheimer-Erkrankung führen, indem Gehirnzellen schrumpfen und absterben. Durch Ashwagandha wird mehr Energie in der Form von ATP in den Mitochondrien, den Kraftzellen unserer Zellen, gebildet. Der DHEA-Spiegel, eine Vorstufe von Androgenen oder Stresshormonen, sank bei Männern, die Ashwagandha einnahmen, signifikant, wie Studien zeigen. Außerdem steigt das Niveau von GABA, das ein überreiztes Nervensystem herunterreguliert, und das Niveau des Wohlfühl-Hormons Serotonin. Wir bleiben dank Ashwagandha auch in Stresszeiten heiter und gelassen und können souveräne Entscheidungen fällen, wozu wir mit Tunnelblick und im Überlebensmodus nicht mehr in der Lage wären. Stress ist an der Entstehung und Verschlimmerung so gut wie aller Krankheiten einschließlich einer Immunschwäche beteiligt. Indem Stress uns weniger im Griff hat, entziehen wir mit Ashwagandha vielen Krankheiten ihren Boden.

Unfruchtbarkeit bei Männern

Ashwagandha verbessert die Spermienqualität und -mobilität und erhöht die Anzahl der Spermien. Es kann unfruchtbaren Männern somit helfen, ihren Kinderwunsch zu erfüllen, wie Studien belegen. (→ Männer)

Vata-Störung (Nervosität, durch dieses Dosha bedingt)

Ashwagandha gleicht ein Übermaß an Vata aus, was sich durch kalte Hände und Füße, Unausgeglichenheit und »Hibbeligkeit« äußern kann. Vata nimmt im Alter zu.

Verdauungsprobleme

Die Bitterstoffe in Ashwagandha sorgen für eine gesunde Verdauung. Nur mit Bitterstoffen im Essen kommt es regelmäßig zu einer vollständigen Darmentleerung, was wichtig ist für eine gute Stimmung und klares Denken. Sie optimieren den Stoffwechsel und regenerieren die Darmflora. Die Zusammensetzung unseres Mikrobioms entscheidet über unsere Stimmungslage, unsere Resilienz und die Stärke unseres Immunsystems. Der Darm ist tatsächlich die Wurzel der »Pflanze Mensch«.

Verstopfung

Traditionell wird Ashwagandha in der Ayurveda-Lehre bei Verstopfung eingesetzt. Die Bitterstoffe, Ballaststoffe und Saponine regen die Verdauung an und entgiften.

Viren

Ashwagandha wirkt antiviral zum Beispiel gegen *Herpes-simplex*-Viren und bei viral bedingter Hepatitis oder Leberentzündung.

Wundheilung

Traditionell wird in der Ayurveda-Lehre eine Wunde zur besseren Wundheilung mit einer Paste aus Ashwagandha-Wurzelpulver und Wasser bestrichen und mit einem Baumwolltuch bedeckt. Ashwagandha wirkt antientzündlich und antibakteriell.

Wurmbefall

→ Parasiten

Ashwagandha wirkt gegen Parasiten jeder Art. Die Vermehrung von Würmern wird gestoppt, indem ihre embryonale Entwicklung gehemmt wird. Die Aktivität der Makrophagen oder großen Fresszellen wird stimuliert. Diese bilden mehr Nitritoxid, was die Vermehrung von pathogenen Parasiten wie Würmern hemmt.

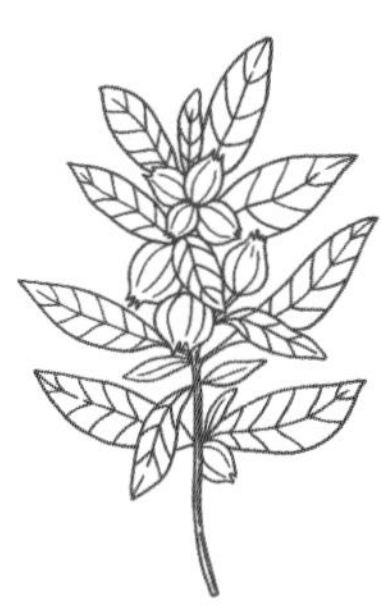

ASHWAGANDHA: REZEPTE UND DOSIERUNG

Sie können Ashwagandha in Form eines Wurzelextrakts als Pulver bekommen oder als Kapseln. Ich finde das Pulver aus der ganzen Wurzel und daraus hergestellte Kapseln effektiver als den speziellen Extrakt KSM-66® mit fünf Prozent Withanoliden. Wir erinnern uns: Das Ganze ist mehr als die Summe der Teile, und verschiedene bioaktive Substanzen in Heilpflanzen arbeiten synergetisch, also sich gegenseitig unterstützend.

Bei Studien mit Erwachsenen wurden in der Regel zwischen drei und fünf Gramm Wurzelpulver verwendet, bei Kindern sollte man die Dosis je nach Alter und Körpergewicht anpassen. Kurzfristig wurden aus therapeutischen Gründen in verschiedenen Studien über maximal zwölf Wochen bis zu zehn Gramm Pulver verabreicht ohne Nebenwirkungen bei den Studienteilnehmern.

Ich empfehle Zutaten aus Bio-Anbau – aus Geschmacksgründen, zum Schutz der Umwelt und zum Erhalt der Artenvielfalt.

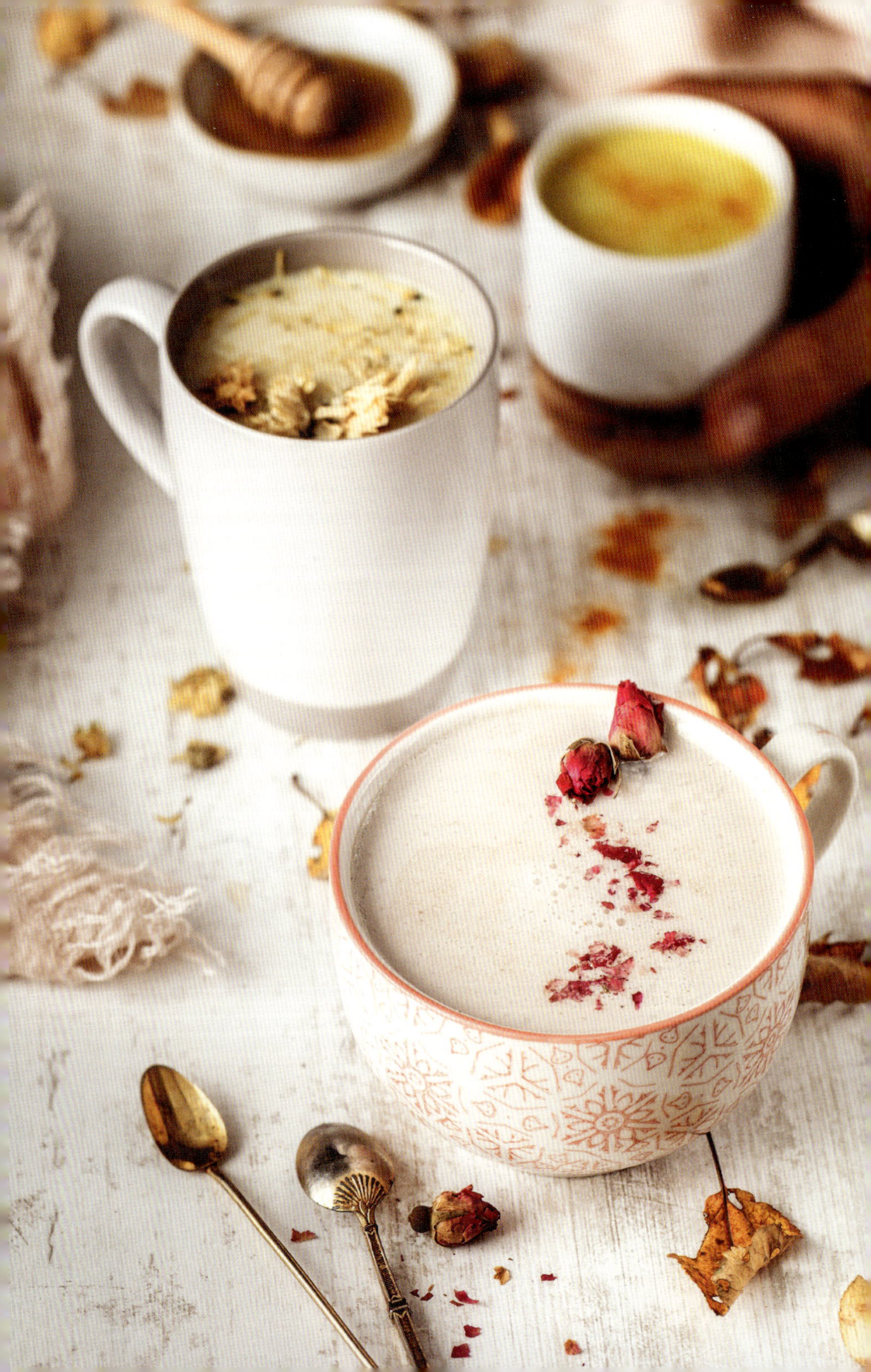

Ayurvedisches Ashwagandha-Tonic

Im Originalrezept vermischen Sie **1 TL Ghee** (Butterreinfett, idealerweise aus dem Bioladen) mit **½ TL Honig** und **1 TL Ashwagandha-Pulver.** Gut vermischen und zweimal täglich als Stärkungsmittel einnehmen. Statt Ghee können Sie auch Pflanzenbutter nehmen und statt Honig Dattel- oder Kokosblütensirup.

Ashwagandha-Milchshake

Rösten Sie **2 TL Ashwagandha *Churna*** (ayurvedische pulverisierte Kräuter, einzelnes Kraut oder Kräutermischung, in diesem Fall reines Ashwagandha-Wurzelpulver) in **250 ml Ghee.** Geben Sie **2 TL Honig oder Ahornsirup** dazu. Geben Sie dies mit **250 ml kalter Kuh- oder Pflanzenmilch** in einen Mixer zum Homogenisieren. Gleich trinken. Statt Ghee können Sie auch Pflanzenbutter nehmen.

Ashwagandha-Schlaftrunk

Das einfachste ayurvedische Rezept lautet: **eine Tasse warme Milch, 1 TL Ashwagandha-Pulver, Honig, eine Prise Zimt.** Unter Rühren alles erhitzen und zwei Minuten köcheln lassen, etwas abkühlen lassen und eine ½ Stunde vorm Zubettgehen genießen. Es gibt hiervon zahlreiche Varianten. Sie können Pflanzenmilch nehmen und weitere Gewürze wie ½ TL gemahlenen Kardamom, Gelbwurz oder ¼ TL Ingwer hinzufügen. Als Süßungsmittel eignen sich auch Kokosblütenzucker, Dattelsirup oder Yacon-Sirup. Manche geben am Ende 1 TL Kokosöl hinzu.

Ashwagandha-Smoothie

Man braucht **200 g Honigmelone, einen reifen entkernten Pfirsich** (alternativ eine dicke Scheibe Ananas), **eine Handvoll Spitzkohlblätter oder Feldsalat, 100 ml Kefir** und **1 TL Ashwagandha-Pulver.** Alle Zutaten im Mixer homogenisieren.

Power-Smoothie zur Verjüngung

Man braucht **½ Fenchelknolle, ½ Salatgurke, eine kleine Banane, 1 Birne, 1 TL Ashwagandha-Pulver, 1 EL geschälte Hanfsamen, 1 EL (möglichst schwarzen) Sesam, 2 EL Natur- oder Soja-Joghurt, 200 ml Mandelmilch** und **½ Zitrone.** Alle Zutaten im Mixer auf höchster Stufe homogenisieren. Wer Kalorien reduzieren möchte, kann die Pflanzenmilch durch Wasser ersetzen.

Mango-Smoothie

Sie brauchen hierfür **250 ml Kokosmilch, 250 ml Mangofleisch** in Stücken, **1 TL Spirulina-Pulver, 1 TL Ashwagandha-Pulver, 2 TL frische zerkleinerte Minze- oder Melissenblätter.** Alles im Mixer homogenisieren.

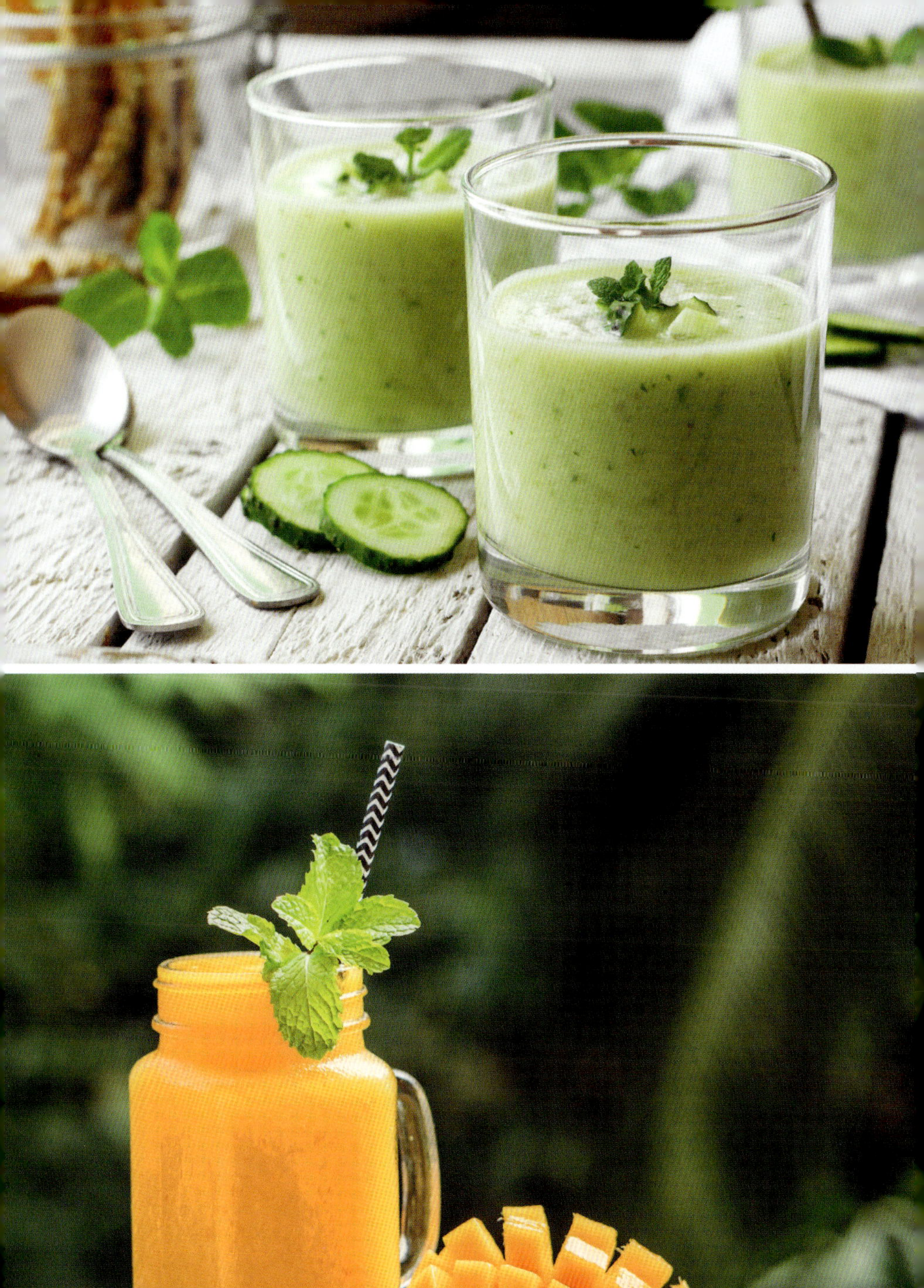

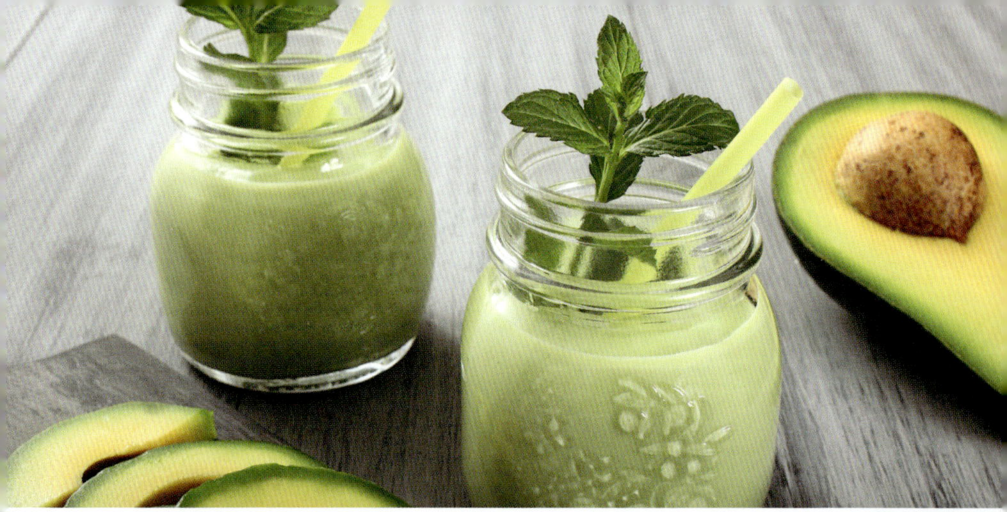

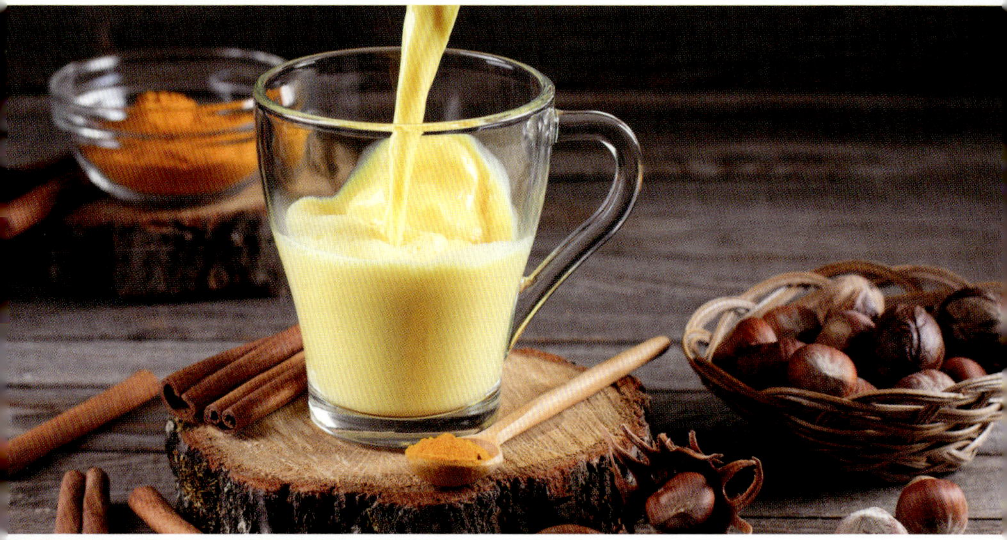

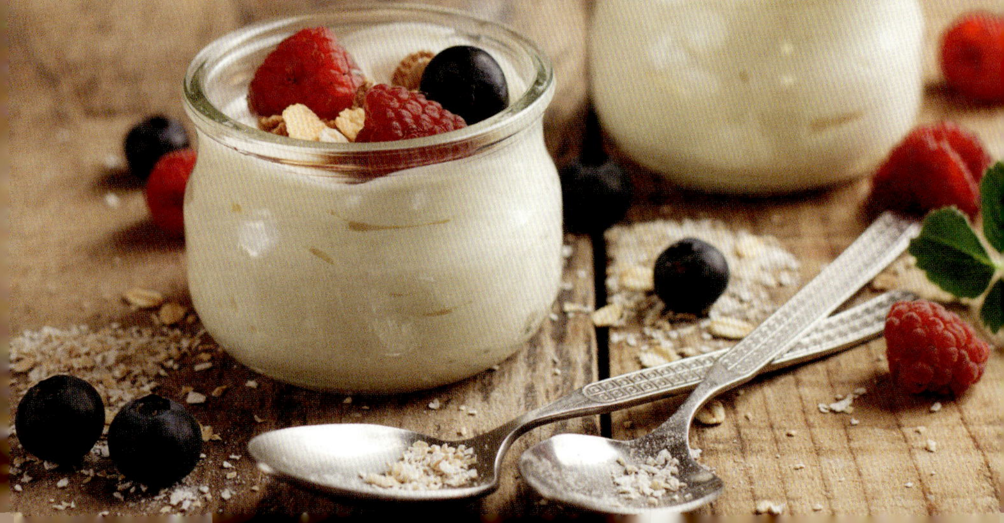

Smoothie zur Aktivierung des Liebeslebens

Sie brauchen **250 ml Reismilch, eine halbe Avocado** ohne Schale, **1 TL Tahin** (Sesampaste), **1 TL Maca-Pulver, 1 TL Ashwagandha-Pulver.** Alles im Mixer homogenisieren.

Ashwagandha-Tee

Geben Sie **1 TL Ashwagandha-Pulver** in **zwei Becher Wasser.** Kochen Sie dies, bis die Mischung etwa auf die Hälfte eingekocht ist. Dann geben Sie **etwas Milch** oder Pflanzenmilch und **etwas Honig** oder Ahornsirup dazu. Am besten trinken Sie dieses Stärkungsmittel einmal am Tag.

Ashwagandha-Quark

Vermischen Sie **250g Quark** oder Sojaquark mit **Honig oder Ahornsirup nach Geschmack** und mit **2 TL Ashwagandha-Pulver, Trockenfrüchten nach Belieben** und **Kardamom- oder Zimtpulver.** Kühl stellen und mit frischen Früchten als Deko servieren.

Zubereitung eines traditionellen Rasayana

In der traditionellen ayurvedischen Ashwagandha-Zubereitung wird als Stärkungs- und Verjüngungsmittel **1 Teil der Pflanze** mit **8 Teilen Milch** und **32 Teilen Wasser** auf kleiner Flamme gekocht, bis das Wasser verdunstet ist.[260] Eine andere Methode ist, das Kraut direkt mit Milch pur zu kochen. Dies soll den stärkenden und nährenden Effekt der Heilpflanze verstärken. Die Abkochung sollte idealerweise in einem Tongefäß bzw. Steinguttopf geschehen, man sagt im Ayurveda, dadurch verbinde sich die Pflanze mit dem Topf ähnlich wie vorher mit der Erde.[261]

Erfrischendes Ashwagandha-Tonic

Dieses Tonic schmeckt erfrischend und aktiviert zum Beispiel bei der Arbeit oder vor aktivem Sport. Man braucht **½ TL Ashwagandha-Wurzelpulver, 1 Glas kaltes Mineralwasser** mit Kohlensäure, **Flüssigsüße** nach Wahl, **Fruchtsaft** und **Eiswürfel.** Das Pulver vorsichtig in das Wasser einrühren, damit die Kohlensäure enthalten bleibt. Dann das Süßungsmittel und einen Schuss Fruchtsaft hinzugeben, vorsichtig umrühren und auf Eis servieren.

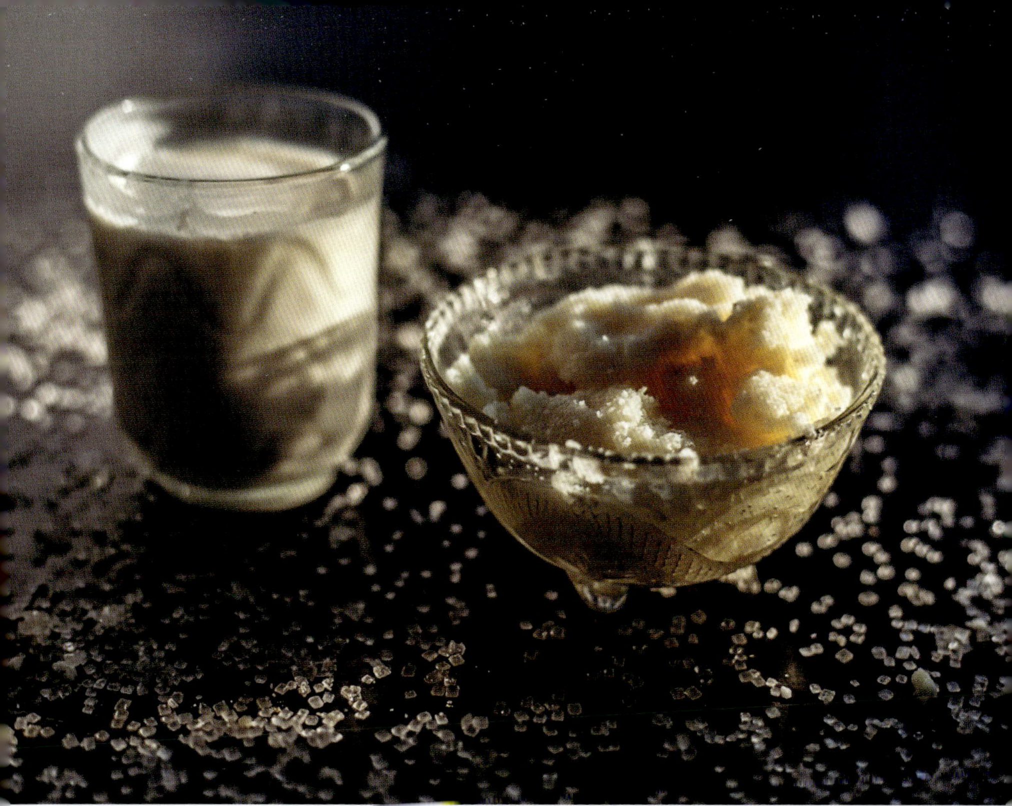

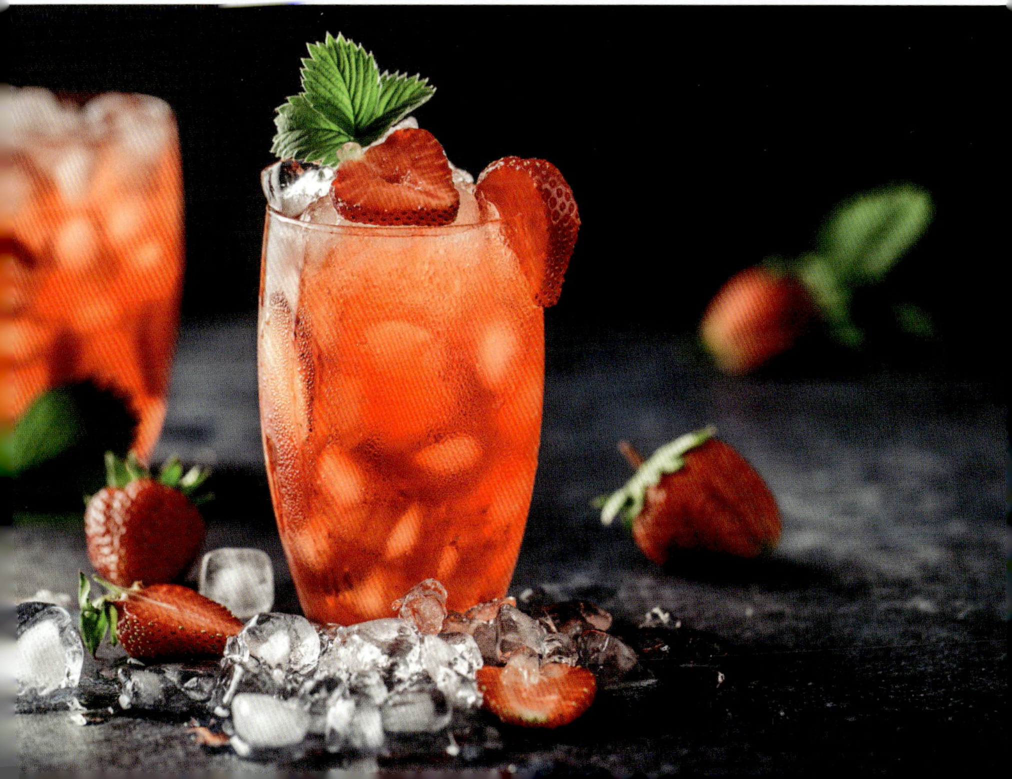

Vorsicht ist angesagt!

- Ashwagandha nicht während Schwangerschaft und Stillzeit einnehmen: Die Datenlage ist zu dünn.
- Bei einer Überfunktion der Schilddrüse besser auf Ashwagandha verzichten; bei einer Schilddrüsenhormon-Ersatztherapie die Schilddrüsenwerte engmaschig kontrollieren lassen.
- Weil Ashwagandha die Blutzuckerwerte senkt, sollten bei Diabetikern, die Medikamente einnehmen, die Zuckerwerte engmaschig überprüft werden, damit die Blutzuckerwerte nicht zu stark absinken.
- Ashwagandha wirkt nicht an sich sedativ, könnte aber die beruhigende Wirkung von sedierenden Medikamenten wie Benzodiazepinen verstärken und sollte daher nicht zusammen mit ihnen eingenommen werden.
- Aus diesem Grund sollte Ashwagandha auch ab zwei Wochen vor einer Operation mit Vollnarkose nicht mehr eingenommen werden.
- Ashwagandha senkt einen zu hohen Blutdruck. Wer Blutdrucksenker einnimmt, sollte daher seine Blutdruckwerte engmaschig überprüfen lassen.
- Wenn Sie immunsuppressive Medikamente einnehmen, zum Beispiel nach einer Organ-Transplantation, sollten Sie Ashwagandha nur in Absprache mit Ihrem Arzt nehmen.
- Für Kinder ist Ashwagandha unbedenklich – das zeigen etliche Studien. Allerdings sollte die Dosis ans Alter angepasst werden, also anstatt zirka vier bis fünf Gramm für Erwachsene sind zwei Gramm für etwa Zehnjährige empfehlenswert.[262]

ERFAHRUNGSBERICHTE

Mir haben freundlicherweise der Narayana Verlag sowie das Unternehmen »Kasimir & Lieselotte« Erfahrungsberichte ihrer Kunden zur Verfügung gestellt.

Anne schreibt: »Man merkt schon nach ein paar Tagen, wie das ganze System viel entspannter wird, ohne müde zu machen, und man einfach viel gelassener und positiver durch den Alltag kommt.« Sie hat Ashwagandha einer Freundin mit Depressionen empfohlen, »die genauso begeistert ist wie ich«.

Murielle fühlt sich dank Ashwagandha »ausgeruhter und erholter am Morgen«.

Christina bekam das Produkt von ihrer Heilpraktikerin empfohlen. »Ich nehme die Kapseln nun seit gut einem Monat ein und kann sagen, dass sich mein Schlaf verbessert hat und ich auch tagsüber deutlich entspannter bin.«

Yvette hat ähnliche Erfahrungen gemacht: »Bio-Ashwagandha hilft mir bei Stress, wenn manchmal alles auf einmal kommt, nicht mehr so schnell in Panik zu geraten.«

D. Haase litt unter einer klinischen Depression. »Ich nehme das Produkt seit dem Frühjahr 2020 täglich als Ausgleich, als ich damals die Antidepressiva absetzte. Ich bin mit Ashwagandha sehr zufrieden, da ich auf natürliche Weise in bester seelischer Balance bin.«

Helga hat seelische und körperliche Verbesserungen gespürt. »Dieses Ayurveda-Mittel sorgt bei mir für Entspannung und gute Laune, ohne dass ich müde werde. Ashwagandha stärkt tatsächlich mein Immunsystem, hat nachweislich den Cholesterinspiegel gesenkt sowie den Blutdruck und Blutzucker. Gleichzeitig habe ich das Gefühl, dass es bei mir für geistige und körperliche Fitness sorgt. Ich liebe Ashwagandha. Es lässt mich absolut fliegen!«

Annette berichtet davon, dass sich nach drei Wochen ein zu hoher Cortisolspiegel gesenkt hat. »Hatte fünf Jahre einen zu hohen Cortisolspiegel mit Gewichtszunahme, Schlafstörungen und einem sehr dünnen Nervensystem. Nach drei Wochen Ashwagandha-Einnahme habe ich schon Veränderungen gemerkt und nach vier Wochen wurde bei der Blutuntersuchung festgestellt, dass mein Cortisol-Spiegel im Normbereich liegt. Bin auch innerlich ruhiger und fühle mich jetzt völlig entspannt. Ashwagandha ist effektiv, und ich kann es nur empfehlen.«

Bei zwei Frauen verbesserten sich die Schilddrüsenprobleme. Katja schreibt: »Durch meine Schilddrüsenüberfunktion hatte ich immer hohen Puls. Nachdem ich 3–4 Tage lang 2 mal 1 Kapsel Ashwagandha genommen hatte, wurde mein Puls normal. Vorher war er manchmal auf über 100, jetzt normal zwischen 50 und 70.«

Sabine schreibt: »Ich nehme jeden Abend drei Kapseln Ashwagandha und dazu eine Tablette Selen 200 Einheiten. Damit haben sich meine Schilddrüsenwerte normalisiert, und ich konnte die Schilddrüsenhormontabletten endlich absetzen. Ich hatte sie eh sehr ungern gekommen, und bekam davon auch noch Haarausfall. Bin superzufrieden!«

Marco hatte sich Ashwagandha-Kapseln vor allem wegen seines Krafttrainings bestellt. »Die positive Wirkung auf Kraft und den erholsameren Schlaf kann ich nur bestätigen! Die Einnahme sollte jedoch diszipliniert über acht Wochen erfolgen, um Veränderungen festzustellen.«

Auch Ihre Erfahrungen mit Ashwagandha interessieren mich. Schicken Sie sie mir gern zu, zusammen mit der Erlaubnis, sie in weiteren Auflagen dieses Buches mit Ihrem Namen abzudrucken.

Meine Kontaktdaten:

Barbara Simonsohn
Holbeinstr. 26, 22607 Hamburg
info@barbara-Simonsohn.de
Tel. 040-895 338
www.Barbara-Simonsohn.de

ANERKENNUNG UND SICHERHEIT

Ich habe zwei Bücher über *Artemisia annua*, den einjährigen Beifuß, geschrieben, der unter die sogenannte Novel-Food-Verordnung der EU fällt. Diese besagt, dass Pflanzen, die vor 1997 bei uns nicht in großem Umfang im Verkehr waren, ein langwieriges, aufwendiges und teures Anerkennungsverfahren durchlaufen müssen. Gott sei Dank fällt Ashwagandha nicht unter diese Verordnung, weil Anbieter nachweisen konnten, dass die indische Schlafbeere bei uns schon davor in großem Umfang konsumiert wurde.

Zur Unbedenklichkeit von Ashwagandha wurden 2020 zahlreiche Tier- und mehr als 30 Humanstudien durchgeführt.[263] Es wurden keine Nebenwirkungen beobachtet bis auf sehr seltene Magenverstimmungen. Ich erkläre mir diese vereinzelt auftretende Begleiterscheinung durch die Auflösung der Kapseln im Magen, da das Wurzelpulver konzentrierte Bitterstoffe enthält, die zwar sehr gesundheitsförderlich sind, auf die es jedoch eine Reaktion geben kann, wenn man Bitterstoffe in höherem Maße nicht gewohnt ist. Eine weitere Übersichtsstudie kommt zu dem Ergebnis, dass Ashwagandha ein sicheres Mittel mit nur sehr seltenen und dann auch vorübergehenden Nebenwirkungen wie etwa Übelkeit ist.[264]

In dem sehr umfangreichen wissenschaftlichen Standardwerk zu Heilpflanzen von S. C. Kaul und Renu Wadhwa, *Science of Ashwagandha: Preventive and Therapeutic Potentials* (2017)kommen die Autoren auf Seite 363 zu dem Schluss: »Aus den Sicherheitsdaten des langen traditionellen Gebrauchs der Pflanze als auch aus den Sicherheitsdaten der noch begrenzten Anzahl von Humanstudien kann von einer Unbedenklichkeit ausgegangen werden.« P. K. Mukherjee und andere konstatieren in ihrer Metastudie: »*Withania somnifera* Wurzelextrakt erwies sich in akuten und subakuten Toxiditätsstudien sämtlich als harmlos.« [265]

In allen Ländern, in denen das medizinische System des Ayurveda offiziell anerkannt und praktiziert wird, nämlich in Indien, Bangladesch, Bhutan, Malaysia, Nepal und Sri Lanka, ist das Wurzelpulver aus der Ashwagandha-Pflanze für viele verschiedene Indikationen wie Entzündungskrankheiten, Schwäche, Unfruchtbarkeit, Arthritis oder männliche Impotenz zugelassen.[266]

Ashwagandha findet Erwähnung in den Standard-Monografien Indiens, der WHO und der britischen *Pharmacopeia* als auch in der *Pharmacopeia* der USA. In Kanada ist Ashwagandha als aktiver Bestandteil vieler Naturheilprodukte klassifiziert. Dort gibt es mehr als 300 zugelassene Nahrungsergänzungsmittel, die Ashwagandha enthalten. Vor dem Marktzugang müssen Anbieter in Kanada eine Erlaubnis des *Natural Health Products Directorate* (*NHPD*) einholen für die Zulassung als Verjüngungsmittel, Mittel zur Stärkung der Gehirnfunktionen, Einschlafhilfe oder als Stärkungs- oder Beruhigungsmittel.[267] In den USA hat Ashwagandha zwar nicht den sogenannten GRAS-Status (*generally recognized as safe* = generell sicher), ist aber als Bestandteil von Nahrungsergänzungen erlaubt, wenn bestimmte Qualitätskriterien nach der USP-Monografie für Wurzelpulver oder einem Extrakt daraus erfüllt werden.[268]

Eine Anerkennung durch die EMA (European Medicines Agency), die Genehmigungsbehörde der EU, liegt noch nicht vor, da die Beschreibungen der Ashwagandha-Produkte aus der Wurzel noch nicht spezifisch genug seien.[269] Ashwagandha ist schon seit mehr als 25 Jahren in größerem Umfang in der EU in Gebrauch und fällt daher wie gesagt nicht unter die Novel-Food-Verordnung. In Kosmetikprodukten ist der Extrakt aus der Wurzel oder den Blättern der Pflanze zugelassen, unter anderem als Antioxidans, zum Aufhellen von Pigmentflecken, zur Eindämmung von Bakterien und als Mittel, um Feuchtigkeit in der Haut zu speichern.[270] Obwohl die offizielle Anerkennung noch ausbleibt, hat Ashwagandha bereits den Markt vieler europäischer bzw. EU-Länder erobert.

In der Patientenausgabe der MSD Manuals (msdmanuals.com) wird für Schwangere und stillende Mütter von der Einnahme abgeraten, weil die Studienlage für diese beiden Gruppen unbefriedigend ist. Da Ashwagandha einen zu hohen Blutzuckerspiegel senken kann, sollten Diabetiker, die Diabetes-Medikamente nehmen, eine Einnahme mit ihrem Arzt absprechen, damit der Blutzuckerspiegel nicht zu stark sinkt. Da Ashwagandha das Immunsystem stärkt, sollten Menschen, die immunsuppressive Medikamente zum Beispiel nach einer Organtransplantation nehmen, lieber auf Ashwagandha verzichten. Die Heilpflanze könnte möglicherweise den Spiegel der Schilddrüsenhormone erhöhen. Deshalb sollte von Ärzten die Schilddrüsenfunktion bei jenen Patienten genau überwacht werden, die Schilddrüsenhormone und Ashwagandha gleichzeitig einnehmen.

Das Deutsche Institut für Risikobewertung (BfR) befürwortet angesichts der »lückenhaften Datenlage« keine *presumption of safety,* also eine Unbedenklichkeitserklärung für Ashwagandha. Es gäbe keine Langzeitstudien. Ich bin bei meiner Recherche auch auf 18-monatige Humanstudien gestoßen und Ashwagandha war in allen gut bekömmlich. Die vom BfR aufgeführten Studien sind nur ein winziger Ausschnitt aus den vielen Humanstudien, die mittlerweile veröffentlicht wurden. Das beim Springer-Verlag erschienene Standardwerk *Science of Ashwagandha: Preventive and Therapeutic Potentials* von S. C. Kaul mit Hunderten von Studien aus dem Jahr 2017 wurde dabei nicht herangezogen und ausgewertet. Warum nicht? Stecken vielleicht nicht in erster Linie Verbraucherinteressen, sondern die Interessen der Pharmaindustrie dahinter?

Das BfR bezweifelt nicht nur die Sicherheit von Ashwagandha, sondern auch seine Wirksamkeit. Das ist für mich unverständlich, da diese bei zahlreichen Indikationen durch Studien sehr wohl belegt ist: Schizophrenie, chronischer Stress, Schlaflosigkeit, Ängste, Verbesserung des Gedächtnisses und weiterer kognitiver Fähigkeiten, Zwangsstörungen, rheumatoide Arthritis, Diabetes Typ II, männliche und weibliche Unfruchtbarkeit, Förderung des Wachstums bei Kindern, das Verringern von Müdigkeit und Erschöpfung und die Verbesserung der Lebensqualität bei Krebspatienten, die eine Chemotherapie durchlaufen.[271]

In Indien wird Ashwagandha in riesigen Mengen produziert und verarbeitet, 475 Tonnen pro Jahr. Ashwagandha steht damit an vierter Stelle der erzeugten Nahrungsergänzungsmittel[272] und wird zum größten Teil im eigenen Land konsumiert. In all den zahlreichen wissenschaftlichen Studien, die ich ausgewertet habe, wurde durchweg der Hinweis auf die gute Verträglichkeit und Unbedenklichkeit der Heilpflanze gesetzt. Wegen etwaiger Nebenwirkungen von Ashwagandha gab es keinerlei Studienabbrecher. Viele Humanstudien gingen über ein halbes, ein ganzes oder sogar eineinhalb Jahre, sind also als Langzeitstudien zu betrachten.

Ashwagandha wird in Indien und weiteren asiatischen Ländern seit Tausenden von Jahren ohne Probleme für die Anwender als Medizinpflanze verwendet. In normalen Dosen ist Ashwagandha also bis auf die erwähnten Gruppen unbedenklich für den Konsum. Ich selbst nehme Ashwagandha jedenfalls täglich und werde diese Praxis beibehalten, weil ich von den positiven Ergebnissen – mehr innere Ruhe bei gleichzeitig mehr Energie und tieferem Schlaf – überzeugt bin und mich auch sonst gesünder, fitter, fokussierter, leistungsfähiger und besser gelaunt fühle. Ich nehme Ashwagandha seit mehreren Monaten täglich, und meine Blut- und Leberwerte sind »top«.

ASHWAGANDHA – EINE GRÖSSERE PERSPEKTIVE FÜR DIE ZUKUNFT?

Reicht es aus, die eigene Ernährung mit einem Adaptogen wie Ashwagandha zu optimieren? Sicherlich nicht. Wir sind eine Körper-Seele-Geist-Einheit, und auch wenn Ashwagandha all diese Ebenen nährt, gehört zu einer strahlenden Gesundheit mehr. Wer möchte nicht jeden Morgen aufwachen mit dem Gefühl, die ganze Welt umarmen zu wollen? Ashwagandha kann uns helfen, dir Grundlage dafür zu schaffen, um sich an einer noch gesünderen Lebensweise zu auszurichten.

Vitalstoffe sind entscheidend, um das Wunderwerk unserer Selbstheilungskräfte zu fördern, damit diese optimal in uns arbeiten können. Erst dann können ihre vollen Kräfte ausgeschöpft werden.

Gute soziale Beziehungen, Bewegung, Entspannung und eine sinnvolle Tätigkeit, ob beruflich oder ehrenamtlich, sind weitere Säulen einer soliden Gesundheit. Ich praktiziere täglich die »Fünf Tibeter«, einfache Yogaübungen, über deren Wirkungen ich ein Buch geschrieben habe. Ich jogge fast jeden Tag bei Wind und Wetter. Krafttraining ist für mich so selbstverständlich wie Zähneputzen und hält meine Muskeln fit, denn ich möchte auch im Alter selbstständig leben. Täglich praktiziere ich das authentische Reiki, eine Tiefenentspannungsmethode, die Stress abbaut, das Immunsystem stärkt und das Selbstbewusstsein aufbaut. Diese einfache und wirksame Methode unterrichte ich seit 1984.

Es ist wichtig, sich auch auf geistiger Ebene mit hochwertiger »Nahrung« zu versorgen. Liebe geben und empfangen, unser persönliches Wachstum vorantreiben, sich Inspirationen über Bücher wie die von Eckart Tolle oder Neale Donald Walsch zu holen – all das umfasst in meinen Augen eine gesunde Lebensweise.

Wer all diese Vorschläge beherzigt, wird über ein stabiles Immunsystem und Resilienz verfügen, sodass wir auch in den »stürmischen« Zeiten einer Welt des Wandels und der Krisen Oberwasser behalten. Es kommt nämlich nicht darauf an, woher und wie stark der Wind weht, sondern darauf, wie die Qualität deiner Segel ist und wie du sie setzt. Körperliche Gesundheit, so die Ayurveda-Lehre, ist kein Selbstzweck, sondern sie dient als Grundlage, den Sinn des Lebens zu erkennen, das eigene Potenzial zu entfalten und dauerhaft Erfüllung zu finden.

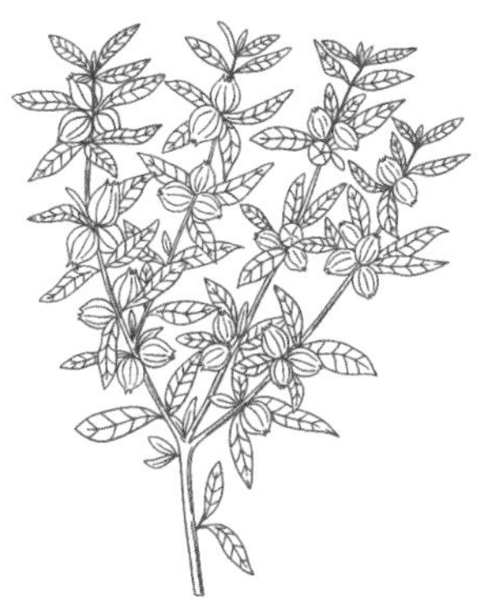

EINE ANMERKUNG ZUM SCHLUSS

Was ich mit Ashwagandha erlebe: mehr Energie, inneren Frieden, tiefere spirituelle Erfahrungen nicht nur während der Meditation, eine stabile Lebensfreude und heitere Gelassenheit, die mich durch den ganzen Tag tragen. Ein- und Durchschlafprobleme, die ich früher hin und wieder hatte, gehören der Vergangenheit an. Ich kann mich leichter fokussieren und gehe meist mit einem inneren Lächeln durchs Leben. Und das Leben lächelt zurück, ist harmonisch und freundlich. Es ist fast so, als ob der *Deva*, die Gottheit oder die Bildekräfte der Ashwagandha-Pflanze, wie ein Schutzengel seine Flügel über mich gebreitet hätte. Ich erlebe, dass ich offener bin für Neues, Veränderungen im Leben als Teil des Lebens begrüße und mich tiefer verbunden fühle mit allem, was lebt, und der Kraft, die dies alles schuf. Diese Erfahrungen wünsche ich auch Ihnen. Ich jedenfalls werde Ashwagandha treu bleiben. Für mich ist diese Pflanze heilig und wie vom Himmel gefallen für uns Menschen der heutigen Zeit.

ZUR AUTORIN

Barbara Simonsohn wurde 1954 als Zwillingsschwester im Sternzeichen Wassermann geboren und hat sich schon früh in ihrem Leben für gesunde Ernährung und Kräuterwissen interessiert, inspiriert von ihrer Großmutter. Mit 23 Jahren ließ sie sich von der Mayr-Ärztin Dr. Renate Collier als Azidose-Seminarleiterin ausbilden. Mit 25 Jahren lebte sie ein Jahr lang auf einem Demeter-Hof, wo sie zuständig war für die Herstellung der biologisch-dynamischen Präparate nach Rudolf Steiner. Mit 24 Jahren schloss Barbara Simonsohn ihr Studium als Diplom-Politologin ab. Sie hat zwei erwachsene Kinder – Jahrgang 1988 und 1994 –, zwei Enkelkinder und lebt mit ihrer Tochter und ihrer Katze in den Elbvororten von Hamburg. Dort betreibt sie einen Hausgarten, einen Schrebergarten und ein größeres Beet im Permakulturprojekt Tifu am Hamburger Volkspark, wo sie mithilfe ihrer Tochter vor allem Obst und Gemüse anbaut.

Die Autorin war viele Jahre lang in der Findhorn-Gemeinschaft in Schottland aktiv und wurde Findhorn-Kontaktperson für Hamburg. Seit 1984 unterrichtet sie in Deutschland und zahlreichen weiteren Ländern das siebenstufige authentische Reiki für Tiefenentspannung, Stressabbau und Persönlichkeitsentwicklung, derzeit in Hamburg und München. Inzwischen haben mehr als 11600 Schülerinnen und Schüler ihre Seminare absolviert. Sie gibt außerdem Azidose-Therapie-Seminare mit dem Schwerpunkt Entsäuerungsmassagen.

Sie ist Bestseller-Autorin mit einer Gesamtauflage von knapp 600000 und hat mehr als dreißig Bücher geschrieben, darunter etliche über Superfoods wie *Artemisia annua*, die Brennnessel, Baobab oder Löwenzahn. Barbara Simonsohn hat auch Bücher verfasst über die Aufmerksamkeitsdefizit-Hyperaktivitätsstörung (ADHS) und gesunde Alternativen zu Ritalin, mehrere Bücher über das authentische Reiki und »Warum Bio?« über den Wert von organischem Gartenbau und Landwirtschaft für Gesundheit und Umwelt. Sie hat zwei Bücher über die »Fünf Tibeter« verfasst und ist ausgebildete Yogalehrerin. Außerdem schreibt sie Gesundheitsartikel für mehr als 25 Zeitschriften und Reisereportagen über besondere Orte der Kraft. Gerade hat sie ihre erste CD veröffentlicht, eine »Reiki-Chakren-Meditation« mit wunderschöner eigens komponierter Musik. Sie gibt auch Wildkräuter-Seminare.

Barbara Simonsohn ist in der Altonaer NABU-Gruppe für Natur- und Artenschutz aktiv und lässt sich zurzeit zur Wildnis-Pädagogin ausbilden. In Zukunft möchte sie sich noch mehr als bisher für ökologische Themen wie Vollholzbauweise, Bodengesundheit und Wildkräuter engagieren in Form von Büchern, Artikeln und Vorträgen. Barbara Simonsohn engagiert sich für ein Waisenkinder-Projekt in Indien und für ein Moringa-Projekt in Ghana. Auf Haiti hat sie mit Frauen Bio-Gärten angelegt und 250 Fruchtbäume gepflanzt.

Ihre Seminarteilnehmer verköstigt sie mit selbst geernteten und getrockneten Äpfeln, Feigen und Brennnesselsamen und -blattpulver, mit Wasser verrührt als schmackhaften Power-Drink, sowie Moringa-Tee aus ihrem Afrika-Projekt.

LITERATURVERZEICHNIS

Frohn, Birgit: *Handbuch der psychoaktiven Pflanzen*. Augsburg: Weltbild, 1999.

Grainger, Paula: *Adaptogene*. Kirchzarten: VAK, 2019.

Hamann, Brigitte: *Adaptogene – Die Elitepflanzen der Natur*. Rottenburg: Kopp, 2019.

Jopp, Andreas: *Happy Food statt Burnout*. Köln: Consult Media, 2022.

Kaul, S. C. und Wadhwa Renu: *Science of Ashwagandha: Preventive and Therapeutic Potentials*. Cham: Springer, 2017.

Lad, Vasant und Frawley, David: *Die Ayurveda Pflanzenheilkunde*. Oberstdorf: Windpferd, 2015, 10. Aufl.

Manohar, C. Murali: *Ayurveda for All*. New Delhi: Pustak Mahal, 2010.

Noveille, Agatha: *Alles über Adaptogene*. Rottenburg: Kopp, 2018.

Ody, Penelope: *The Complete Medicinal Herbal*. New York: Skyhorse Publishing, 2017.

Rosenberg, Kerstin und Nesari, Prof. Dr. Tanuja: *Ayuveda heilt*. München: Südwest, 2015.

Simonsohn, Barbara: *Einfach Reiki: Wie Sie durch Handauflegen Ihre Selbstheilungskräfte aktivieren, Ihre Energie steigern und Körper, Geist und Seele harmonisieren*. Darmstadt: Schirner, 2023.

Simonsohn, Barbara: *Artemisia annua – Heilpflanze der Götter*. Murnau am Staffelsee: Mankau, 4. Aufl., 2020.

Simonsohn, Barbara: *Azidose-Therapie*. Darmstadt: Schirner, 2. Aufl., 2017.

Simonsohn, Barbara: *Die 5 Tibeter ganz einfach*. Darmstadt: Schirner, 4. Aufl., 2022.

Simonsohn, Barbara: *Sesam*. Murnau am Staffelsee: Mankau Verlag, 2023.

Simonsohn, Barbara: *Traube und Weinrebe*. Murnau am Staffelsee: Mankau, 2023.

Tolle, Eckhart: *Jetzt!* Bielefeld: Kamphausen Media, 18. Aufl., 2022.

Überall, Dr. Andrea: *Tibetische Hausapotheke*. Zürich: Oesch, 2. Aufl., 2005.

Walsch, Neale Donald: *Gespräche mit Gott*. München: Goldmann, 2. Aufl., 1996.

Winston, David und Maimes, Steven: *Adaptogene*. Rottenburg: Kopp, 2019.

Yance, Donald R.: *Adaptogene in der medizinischen Kräuterheilkunde*. Rottenburg: Kopp, 2019.

BILDNACHWEIS

Shutterstock: S. 8 (Violet_animations), S. 24 oben (Vivek_photography), S. 24 Mitte und unten (Azay photography), S. 25 (Jule-Marigold), S. 26 (7G Studio), S. 31 (Ersler Dmitry), S. 34 (vm2002), S. 37 (Eskymaks), S. 41 (Indian Food Images), S. 47 (IKO-studio), S. 49 (Azay photography), S. 55 (Evgeny Atamanenko), S. 66 (FamVeld), S. 69 (New Africa), S. 73 (Ground Picture), S. 80 (Alexander Raths), S. 83 (Govind Jangir), S. 108 (Eskymaks), S. 136 (Alphonsine Sabine), S. 139 oben (YuliiaHolovchenko), S. 139 unten (Elizaveta Galitckaia), S. 140 oben (denio109), S. 140 Mitte (Ahanov Michael), S. 140 unten (Wiktory), S. 143 oben (mirzamlk), S. 143 unten (KristinaSh)

ANMERKUNGEN

1 Vgl. S. C. Kaul und R. Wadhwa: *Science of Ashwagandha: Preventive and Therapeutic Potentials*. Cham: Springer, 2017, S. 10.

2 Ebd, S. 4.

3 Ebd., S. V.

4 Vgl. B. Hamann: Adaptogene – Die Elitepflanzen der Natur. Rottenburg: Kopp, 2019, S. 178.

5 Vgl. S. Hajek u.a.: »So pushen sich Manager nach oben. Drogen am Arbeitsplatz«. *Wirtschaftswoche*, 3. März 2016. Abgerufen unter www.wiwo.de/erfolg/trends/drogen-am-arbeitsplatz-so-pushen-sich-manager-nach-oben/13049470.html [zuletzt geöffnet am 21.9.2023].

6 Vgl. B. Hamann, a.a.O., S. 14.

7 Ebd.

8 Vgl. D. R. Yance: *Adaptogene in der medizinischen Kräuterheilkunde*. Rottenburg: Kopp, 2019, S. 47.

9 Vgl. »Adaptogen richtig verstehen«. Abgerufen unter www.fit1-24.ch/adaptogen-richtig-verstehen [zuletzt geöffnet am 21.9.2023].

10 Vgl. B. Hamann: Adaptogene – Die Elitepflanzen der Natur. Rottenburg: Kopp, 2019

11 Vgl. A. Panossian u.a.: »Evidence-Based Efficacy of Adaptogens in Fatigue, and Molecular Mechanisms Related to their Stress-Protective Activity«, in *Current Clinical Pharmacology* 4(3), S. 198–219. Abgerufen unter onlinelibrary.wiley.com/doi/full/10.1002/med.21743 [zuletzt geöffnet am 21.9.2023].

12 Zitiert in D. R. Yance, 2019, Anhang »Stimmen zum Buch«.

13 Vgl. »Adaptogen«. Abgerufen unter https://de.wikipedia.org/wiki/Adaptogen [zuletzt geöffnet am 21.9.2023].

14 Vgl. https://dx.doi.org/10.2174%2F157488409789375311 [zuletzt geöffnet am 21.9.2023].

15 Vgl. »Adaptogen«. Abgerufen unter https://de.wikipedia.org/wiki/Adaptogen [zuletzt geöffnet am 21.9.2023].

16 Zitiert in D. R. Yance., a.a.O., S. 343.

17 Vgl. S.C. Kaul, a.a.O., S. 4.

18 Ebd., S. 83.

19 Vgl. P. K. Mukherjee u.a.: »*Withania somnifera* (L.) Dunal – Modern Perspectives of an Ancient Rasayana from Ayurveda«. Journal of Ethnopharmacology, 264, 2021, und S.C. Kaul, a.a.O., S. 83.

20 Vgl. S. C. Kaul, a.a.O., S. 83.

21 Vgl. P. K. Mukherjee, a.a.O.

22 Vgl. Agatha Noveille: Alles über Adaptogene. Rottenburg: Kopp Verlag, 2018, S. 44.

23 Vgl. G. Engels, J. Brinckmann: »Ashwagandha«. American Botanical Council, *HerbalGram*, Issue 99, S. 1–7.

24 Vgl. N. Singh u.a.: »An Overview on Ashwagandha: a Rasayana (Rejuvenator) of Ayurveda«. African Journal of Traditional, Complementary and Alternative Medicine, 2011, 8(5 Suppl): S. 208–213.

25 Vgl. S.C. Kaul u.a., a.a.O., S. 243.

26 Vgl. C.M. Manohar: Ayurveda for All. Effective Ayurvedic Self-cure for Common and Chronic Ailments. New Delhi: Pustak Mahal, 2010, S. 124.

27 Vgl. C.M. Manohar, a.a.O., S. 32f.

28 Vgl. V. Lad und D. Frawley: Die Ayurveda Pflanzenheilkunde: Das Yoga der Kräuter. Oberstdorf: Windpferd, 2015, 10. Aufl., S. 242f.

29 Vgl. B. Frohn: Handbuch der psychoaktiven Pflanzen. Augsburg: Weltbild, 1999, S. 63.

30 Ebd., S. 42.

31 Vgl. N. Singh u.a., a.a.O.

32 Vgl. S. C. Kaul u.a., a.a.O., S. 284, 305 und 308.

33 Vgl. N. Singh u.a., a.a.O.

34 Vgl. P. K. Mukherjee u.a.: »*Withania somnifera* (L.) Dunal – Modern Perspectives of an Ancient Rasayana from Ayurveda«. Journal of Ethnopharmacology, 264, 2021.

35 Ebd.

36 Vgl. N. Singh u.a.; a.a.O.

37 Ebd.

38 Vgl. P. K. Mukherjee, a.a.O.

39 Ebd.

40 Vgl. C. M. Manohar, a.a.O., S. 126.

41 Ebd., S. 130.

42 Vgl. N. Singh u.a., a.a.O.

43 Vgl. S. C. Kaul, a.a.O., S. 8, S. 105 und S. 176–177.

44 Ebd., S. 156.

45 Vgl. D. Winston und S. Maimes: Adaptogene. Rottenburg: Kopp Verlag, 2019, S. 210.

46 Ebd.
47 Ebd., S. 392.
48 Vgl. S. C. Kaul, a.a.O., S. 9.
49 Ebd.
50 Vgl. S. C. Kaul, a.a.O., S. 89.
51 Ebd., S. 464.
52 Ebd., S. 6–8.
53 Ebd., S. 88–94.
54 Ebd., S. 5.
55 Vgl. Barbara Simonsohn: Artemisia annua – Heilpflanze der Götter. Murnau am Staffelsee: Mankau Verlag, 9. Aufl. 2023, S. 32.
56 Vgl. »Bitte bitter!«: *Natürlich Magazin*. Juli/August 2023. Abgerufen unter https://www.natuerlich-magazin.de/wp-content/emag/2023/4/#34 [zuletzt geöffnet am 21.9.2023].
57 Vgl. N. J. Alam u.a.: High Catechin Concentrations Detected in *Withania somnifera* by High performance Liquid Chromatography Analysis. *BMC Complement Altern Med.* 2011; S. 11–65.
58 Ebd.
59 Ebd.
60 Ebd.
61 Ebd.
62 Vgl. M. Rafiq u.a.: Application of Oxygen Radical Absorbance Capacity (ORAC) Assay in the Estimation of Antioxidant Value of Botanicals. *Oxidants and Antioxidants Medical Science*, 2012; 1 (2): 87–90.
63 Vgl. S. Sud u.a.: Rasayana as Orac Connotation – an Intercessional Health Promotion in Covid-19. *European Journal of Biomedical and Pharmaceutical Sciences*, Vol. 7, Issue 6, S. 576–578, 2020.
64 Vgl. N.D. Walsch: Gespräche mit Gott – Band I: Ein ungewöhnlicher Dialog. München: Arkana Verlag, 2006.
65 Vgl. »Endlich Zeit für mich. Weniger Stress, mehr Ruhe – wie Sie gelassener und glücklicher leben«. STERN, Nr. 15, 5.4.2023, S. 34ff.
66 Ebd.
67 Vgl. S. Wankhede u.a.: Examining the Effect of *Withania somnifera* Supplementation on Muscle Strength and Recovery: A Randomized Controlled Trial. *Sports Nutr. Rev. J.* 12, 43. und J.S. Sandhu u.a.: Effects of *Withania somnifera* and *Terminalia Arjuna* on Physical Performance and Cardiorespiratory Endurance in Healthy Young Adults. *Int. J. Ayurveda Res.* 2010; 1: S. 144–149.
68 Vgl. »Endlich Zeit für mich. Weniger Stress, mehr Ruhe – wie Sie gelassener und glücklicher leben«, a.a.O.

69 Vgl. 7mind.de/krankenkasse/resilienz [zuletzt geöffnet am 21.9.2023].

70 Ebd.

71 Vgl. A.I. Lopresti u.a.: An Investigation into the Stress Relieving and Pharmacological Actions of an Ashwagandha Extract: a Randomized, Double-blind, Placebo-controlled Study. *Medicine (Baltim.)* 2019, 98 (37).

72 Vgl. Krishnamurthy u.a. 2019.

73 Vgl. J. Salve u.a.: »Adaptogenic and Anxiolytic Effects of Ashwagandha Root Extract in Healthy Adults: A Double-blind, Randomized, Placebo-controlled Clinical Study«. Cureus 11(12): e6466. doi:10.7759/cureus.6466.

74 Vgl. B. Auddy u.a.: A Standardized *Withania somnifera* Extract Significantly Reduces Stress-Related Chronically Stressed Humans: A Double-Blind, Randomized, Placebo-controlled Study. *J Am Nutraceut Assoc.*, 2008; 11: S. 51–57.

75 Ebd.

76 Vgl. D. Choudhary u.a.: Body Weight Management in Adults Under Chronic Stress Through Treatment with Ashwagandha Root Extract: A Double-blind, Randomized, Placebo-controlled trial. *Complementary Altern Med.*, 2017; 22(1): S. 96–106.

77 Vgl. K. Chandrasekar u.a.: A Prospective, Randomized, Double-blind, Placebo-controlled Study of Safety and Efficacy of a High-concentrated Full-spektrum Extract of Ashwagandha Root in Reducing Stress and Anxiety in Adults. *Indian J Psychol Med.*, 2012; 34: S. 255–263.

78 Ebd.

79 Vgl. S. C. Kaul, a.a.O., S. 84.

80 Vgl. C. Andrade u.a.: »A Double-blind, Placebo-controlled Evaluation of the Anxiolytic Efficacy of an Ethanolic Extract of *Withania somnifera*«. *Ind J Psychiatry*, 2000; 42: S. 295–301.

81 Vgl. K. Cooley u.a.: »Naturopathic Care for Anxiety: A Randomized Controlled Trial«. ISRCTN78958974, 2009.

82 Vgl. G. Singh u.a.: Biological Activities of *Withania somnifera. Ann. Biol. Res.* 1: S. 56–63.

83 Vgl. A.A. Gajarmal u.a.: »A Clinical Evaluation of Antistress Activity of Ashwagandha on Employees Experiencing Mental Stress at Workplace«. *Int. J. Ayur. Pharma. Res.*, 2015; 3: S. 37–45.

84 Vgl. S. C. Kaul, a.a.O., S. 358.

85 Vgl. »Angststörungen«. Abgerufen unter psychiatrie.de/psychische-erkrankungen/angststoerungen.html [zuletzt geöffnet am 26.9.2023].

86 Abgerufen unter www.gbe-bund.de [zuletzt geöffnet am 26.9.2023].

87 Ebd.

88 Vgl. »Angststörungen«. Abgerufen unter psychiatrie.de/psychische-erkrankungen/angststoerungen.html [zuletzt geöffnet am 26.9.2023].

89 Vgl. S.K. Bhattacharya u.a.: Anxiolytic-antidepressant Activity of *Withania somnifera* Glycowithanolides: An Eperimental Study. *Phytomedicine*, 2000, 7(6): S. 463–469.

90 Vgl. C. Andrade u.a.: A Double-blind, Placebo-controlled Evalutation of the Anxiolytic Efficacy of an Ethanolic Extract of *Withania somnifera. Indian Journal of Psychiatry*, 2000; 42(3): S. 295–301.

91 Vgl. S. Fuladi u.a. 2020, D. Langade u.a. 2019, K. Chandrasekhar u.a. 2012, J. Salve u.a. 2019 und B. Auddy u.a., 2008. Die Titel der Studien und die Fachzeitschriften, in denen sie erschienen, finden Sie in K. Elgar u.a.: Ashwagandha: A Review of Clinical Use and Efficacy. *Nutr Med J.* 2021; 1(1): S. 68–78.

92 Vgl. K. Cooley u.a.: Naturopathic Care for Anxiety: A Randomized Controlled Trial. *PLOS ONE*, 2009; 4(8).

93 Vgl. J. M. Gannon u.a. 2019 und K. N. Chengappa 2018.

94 Vgl. S. P. Jahanbakhsh u.a. 2016.

95 Abgerufen unter uniklinikum-dresden.de [zuletzt geöffnet am 26.9.2023].

96 Vgl. Q. X. Ng u.a.: A Systematic Review of the Clinical Use of *Withania somnifera* (Ashwagandha) to Ameliorate Cognitive Dysfunction. *Phytother. Res.*, 34, S. 583–590.

97 Vgl. M. Candelario u.a.: Direct Evidence for GABAergic Activity of *Withania somnifera* on Mammalian Ionotropic GABAA and GABAp Receptors. *J Ethnopharmacol,* 2015; 171: S. 264–272.

98 Vgl. z.B. A.L. Lopresti: An Investigation Into the Stress-relieving and Pharmacological Actions of an Ashwagandha Extract. *Medicine* (Baltimore), 2019; 98(37), und J. Salve u.a. 2019, B. Auddy u.a. 2008 und D. Choudhary u.a., 2017 und D. Choudhary u.a., 2016.

99 Vgl. S. Zahiruddin u.a.: Ashwagandha in Brain disorders: A Review of Recent Developments. *J. Ethnopharmacol.*, 2020; 257.

100 Vgl. D. Choudhary u.a.: Efficacy and Safety in Improving Memory and Cognitive Functions. *J. Diet. Suppl*, 2017; 14(6), S. 599–612 und K. N. R. Chengappa u.a.: Randomized Placebo-controlled Adjunctive Study of an Extract of *Withania somnifera* for Cognitive Dysfunction in Bipolar Disorder. *J. Clin. Psychiatry*, 2013; 74, S. 1076–1088.

101 Vgl. U. Pingali u.a.: Effect of Standardized Aqueous Extract of *Withania somnifera* on Tests of Cognitive and Psychomotor Performance in Healthy Human Participants. *Pharmacognosy Res.*, 2014; 6: S. 12–18.

102 Vgl. K. Elgar, a.a.O.

103 Vgl. »Das ist der Altar meiner Erinnerungen«. BILD vom 6.4.2023, S. 24.

104 Ebd.

105 Vgl. S. C. Kaul, a.a.O., S. 331.

106 Vgl. ebd., S. 379 und B. Jayaprakasam u.a.: Withanamides in *Withania somnifera* Fruit Protect PC-12-cells from Beta-Amyloid, Responsible for Alzheimer's Disease. *Phytother. Res.*, 2010; 24: S.959–863.

107 Vgl. D. R. Yance, a.a.O., S. 343.

108 Ebd.

109 Vgl. S. C. Kaul, a.a.O., S. 334 und 378.

110 Vgl. A. Kumar u.a.: »Effect of BR-16A (Mentat), a Polyherbal Formulation on Drug-induced Catalepsy in Mice«. *Ind. Exp. Bio.*, 2006; 44: S.45–48.

111 Vgl. S. Saleem u.a.: *Withania somnifera* L.: Insights into the Phytochemical Profile, Therapeutic Potenzial, Clinical Trials, and Future Perspective. *Iran. J. Basic Med. Sci.*, 2020; 23(12): S. 1501–1526. Es handelt sich um eine umfangreiche Metastudie mit fast 300 Quellen.

112 Näheres unter www.dgm.org, Deutsche Gesellschaft für Muskelkranke e.V. mit dem DGM-Handbuch zum Downloaden.

113 Vgl. K. Dutta u.a.: Potential Therapeutic Use of *Withania somnifera* for Treatment of Amyotrophic Lateral Sclerosis. In: Science of AShwagandha. Preventive and Therapeutic Potentials. S. 389–415 und S.C. Kaul, a.a.O., S. 407.

114 K. Dutta, a.a.O., S. 406.

115 Vgl. S. C. Kaul, a.a.O., S. 380.

116 Vgl. ebd.

117 Ebd.

118 Vgl. S.B. Kelgane u.a.: Efficacy and Tolerability of Ashwagandha Root Extract in the Elderly for Improvement of General Well-being and Sleep: A Prospektive, Randomized, Double-blind, Placebo-controlled Study. *Cureus*, 2020; 12.

119 D. Winston und S. Maimes, a.a.O., S. 392.

120 S. C. Kaul, a.a.O., S. 363.

121 »Müdes Deutschland: Schlafstörungen steigen deutlich an«. *DAK*. Abgerufen unter dak.de/dak/bundesthemen/muedes-deutschland-schlafstoerungen-steigen-deutlich-an-2108960.html#/ [zuletzt geöffnet am 26.9.2023].

122 Vgl. C. M. Manohar, a.a.O., S. 123.

123 Ebd., S. 124.

124 Ebd.

125 Ebd., S. 126.

126 Ebd.

127 Vgl. R. Kumar u.a.: Effect of *Withania somnifera* on Sleep-wake Cycle in Sleep-disturbed Rats: Possible GABAergic Mechanism. *Indian J. Pharm. Scie.*, 2008; 70, S.806–810.

128 Vgl. S. Prasa u.a.: Studies on *Withania ashwagandha Kaul.* The effect of the Alkaloidal Fractions on the Central Nervous System«, *Indian J. Physiol. Pharmacol.*, 1968, 12, S.175–181.

129 Vgl. Shrilata u.a.: A Review on Adaptogenic Activity of Ashwagandha: An Ayurvedic Appraisal. *J. Pharm. Sci. Innov.*, 2017; 6(5), S. 94–98.

130 Vgl. N.K. Manjunath u.a.: Influence of Yoga and Ayurveda on Self-rated Sleep in a Geriatric Population, *Indian. J. Med. Res.*, 2005; 121, S.683–690 und M.T. Bobade u.a.: Ashwagandha in Treatment of Insomnia: A Review. *Nat J. Res. Ayurved Sci.*, 2019, 7.

131 Vgl. Raut u.a.: Exploratory Study to Evaluate Tolerability, Safety, and Activity of Ashwagandha in Healthy Volunteers«. *J. Ayurveda Integr. Med.*, 2012.

132 Ebd.

133 Vgl. S. C. Kaul u.a., a.a.O., S. 57.

134 Ebd., S. 58.

135 Ebd.

136 Vgl. K. Elgar, a.a.O.

137 Ebd.

138 Vgl. S.C. Kaul, a.a.O., S. 288.

139 Vgl. C.M. Manohar, a.a.O., S. 127.

140 Vgl. M. Candelario u.a., a.a.O. und S.C. Kaul, a.a.O., S. 377.

141 Vgl. S.C. Kaul, a.a.O., S. 383.

142 Vgl. B. Hamann, a.a.O., S. 188.

143 Vgl. N. Sam: Is Ashwagandha Good for Anxiety and Depression? Abgerufen unter psychologydictionary.org/is-ashwagandha-good-for-anxiety-depression [zuletzt geöffnet am 26.9.2023].

144 Vgl. A.B. Speers u.a.: Effects of *Withania somnifera* on Stress and Stress-Related Neuropsychiatric Disorders Anxiety, Depression and Insomnia. *Curr. Neuropharmacol.*, 2021; 19(9), S.1468–1495.

145 Vgl. S.C. Kaul, a.a.O., S. 85.

146 Vgl. ebd.

147 Vgl. G. Kumar u.a.: Efficacy & Safety Evaluation of Ayurvedic Treatment (Ashwagandha Powder & Sidh Makardhwaj) in Rheumatoid Arthritis Patients: A Pilot Prospective Study. *Indian. J. Med. Res.*, 2015; 141(1), S.100–106.

148 Vgl. R. Kumar u.a.: Comparative Study of Effect of *Withania somnifera* as an Adjuvant to DOTS in Patients of Newly Diagnosed Sputum Smear

Positive Pulmonary Tuberculosis. *Indian J. Tuberc.*, 2018, Jul; 65(3), S. 246–251.

149 Vgl. Raguraman u. a.: *Withania somnifera* Root Extract Enhances Telomerase Activity in the Human HeLa Cell Line. *Advances in Bioscience and Biotechnology*, 2016; 7, S. 199–204.

150 Ebd.

151 Vgl. S. B. Kelgane u. a.: Efficacy and Tolerability of Ashwagandha Root Extract in the Elderly for Improvement of General Well-being and Sleep: a Prospective, Randomized, Double-blind, Placebo-controlled Study., *Cureus*, 2020; 12.

152 Vgl. S. C. Kaul, a. a. O. S. 228f.

153 Ebd., S. 228.

154 Ebd., S. 229.

155 Ebd.

156 Ebd.

157 Ebd.

158 Vgl. S. C. Kaul, a. a. O., S. 115 und P. K. Mukherjee, a. a. O.

159 Ebd., S. 230.

160 Ebd., S. 234.

161 Vgl. V. Murthy 2010, zitiert in S. C. Kaul, a. a. O., S. 108.

162 Vgl. S. C. Kaul, S. 109.

163 Ebd., S. 111.

164 Ebd., S. 107.

165 Vgl. S. Maury u. a.: Effect of *Withania somnifera* on CD38 Expression on CD8+T-lymphocytes Among Patients of HIV Infection. *Clinical Immunology*, 2019.

166 Vgl. B. Simonsohn: *Traube und Weinrebe*. Murnau am Staffelsee: Mankau Verlag, 2023.

167 Vgl. herzmediziner.de/mittelmeerkueche-tut-dem-herzen-gut/ [zuletzt geöffnet am 27.9.2023].

168 Vgl. »Funktionelle Herzbeschwerden«. Abgerufen unter kardionet.de/herzangst-herzbeschwerden [zuletzt geöffnet am 27.9.2023].

169 Vgl. D. R. Yance, a. a. O., S. 344.

170 Ebd.

171 Vgl. S. Saleem u. a.: *Withania somnifera* L.: Insights into the Phytochemical Profile, Therapeutic Potenzial, Clinical Trials, and Future Prospective. *Iran. J. Basic Med. Scio.*, 2020; 23/12, S. 1501–1526.

172 Ebd.

173 Ebd.

174 Vgl. N. P. Visavadiya u. a.: Hypocholesteremic and Antioxidant Effects

of *Withania somnifera* in Hypercholesteremic Rats. *Phytomedicine*, 2007; 14, S.136–142.

175 Vgl. S.C. Kaul, a.a.O., S. 86.

176 Vgl. L. Silvia: 7 Health Benefits of Ashwagandha, Backed by Science. *Forbes Health*, 2023.

177 Vgl. S. Kushwaha u.a.: Effect of Ashwagandha Root Powder Supplementation in Treatment of Hypertension. *Studies on Ethno-Medicine*, 2012; 6(2), S.111–115.

178 Vgl. C.M. Manohar, a.a.O., S. 140.

179 Vgl. S. Durg u.a.: *Withania somnifera* in Diabetes Mellitus: A Systematic Review and Meta-analysis of Scientific Evidence from Experimental Research to Clinical application. *Phytother. Res.*, 2020; 34, S.1041–1059.

180 Vgl. A.P. Agnihotri u.a.: Effects of *Withania somnifera* in Patients of Schizophrenia: A Randomized, Double-blind, placebo-controlled Pilot Trial Study, *Indian J. Pharmacol.*, 2013; 45, S.417–418.

181 Vgl. K. Elgar, a.a.O.

182 Ebd.

183 Vgl. ebd., und P. Usharani u.a.: Evaluation of a Highly Standardized *Withania somnifera* Extract on Endothelial Function and Biomarkers of Oxidative Stress in Patients with Type 2 Diabetes Mellitus: A Randomized, Double blind, Placebo controlled study. *Int. J. Ayurveda Pharma Res.*, 2015; 2, S.22–32.

184 Vgl. K. Elgar, a.a.O.

185 Ebd.

186 Vgl. ebd.

187 Vgl. S. Panda u.a.: Changes in Thyroid Hormone Concentratins after Admission of Ashwagandha Root Extrakt to Adult Male Mice. *J. Pharm. Pharmacol.*, 1998; 50(9), S.1065–1068.

188 Vgl. K.N.R. Chengappa u.a.: Randomized Placebo-controlled Adjunctive Study of an Extract of *Withania somnifera* for Cognitive Dysfunction in Bipolar Disorder. *J. Clin. Psychiatry*, 2013; 74, S.1076–1083.

189 Vgl. J.M. Gannon u.a.: Subtle changes in Thyroid Indices During a Placebo-controlled Study of an Extract of Withania somnifera in Persons with Bipolar Disorder. *J. Ayurveda Integr. Med.*, 2014; 5, S.241–245.

190 Vgl. A.K. Sharma u.a.: Efficacy and Safety of Ashwagandha Root Extract in Subclinical Hypothyroid Patients: A Double-blind, Randomized Placebo-controlled Trial. *J. Altern. Complement. Med.*, 2018; 24, S.243–248.

191 Ebd.

192 Einen Überblick geben C. Akhgarjand u.a. in Does Ashwagandha Sup-

plementation Have a Beneficial Effect on the Management of Anxiety and Stress? A Systematic Review and Meta-analysis of Randomized Controlled Trials. *Pyhtother. Res.*, 2022.

193 Vgl. z.B. K.J. Verma: Studies on Traditional Treatment of Thyroid by the Tribals of Chitrakoot District Uttar Pradesh. *Int. J. Sci. Res.* 2012; 3, S. 2319–7064.

194 Ebd.

195 Vgl. K.P. Parimal u.a.: Herbal Anti-Thyroid Drugs: An Overview. *Research J. Pharm. And Tech.*, 2020; 13 (10), S. 5045–5051.

196 Vgl. T. Bikshapathi u.a.: Clinical Evaluation of Ashwagandha in the Management of Amavata, *J. Res. Ayur. Siddha*, 1999; 20, S. 46–53.

197 Vgl. G.S.H. Ramakanth u.a.: A Randomized, Double-blind Placebo-controlled Study of Efficacy and Tolerability of *Withania somnifera* Extracts in Knee Joint Pain, *J. Ayurveda Integr. Med.*, 2016; 7, S. 151–157.

198 Vgl. K. Elgar, a.a.O.

199 Vgl. S. C. Kaul, a.a.O., S. 85.

200 Vgl. ebd., S. 358.

201 Vgl. Statistisches Bundesamt, Todesursachen in Deutschland. Abgerufen unter destatis.de/DE/Themen/Gesellschaft-Umwelt/Gesundheit/Todesursachen/_inhalt.html [zuletzt geöffnet am 27.9.2023].

202 Vgl. L. Dushani u.a.: *Withania somnifera*: From Prevention to Treatment of Cancer. *Mol. Nutr. Food Res.*, 2016; 60(6), S. 1342–1353.

203 Vgl. A.J.M. Christina u.a.: Anticarcinogenic Activity of Withania somnifera Dunal against Dalton's Ascitic Lymphoma. *Journal of Ethnopharmacology* 2004; 93, S. 359–261.

204 Vgl. B. Halder u.a.: *Withania somnifera* Root Extract Has Potent Cytotoxic Effect against Human Malignant Melanoma Cells. *PLOS ONE*, 2015; 10(10).

205 Ebd.

206 Ebd.

207 Vgl. D.R. Yance, a.a.O., S. 347.

208 Ebd.

209 Vgl. ebd., S. 348.

210 Vgl. L. Dushani u.a.: *Withania somnifera*: from Prevention to Treatment of cancer. *Mol. Nutr. Food Res.*, 2016; 60(6): S. 1342–1353.

211 Ebd.

212 Vgl. D. R. Yance, a.a.O., S. 346.

213 Ebd.

214 Vgl. S. C. Kaul, a.a.O., S. 85.

215 Vgl. ebd., S. 181.

216 Ebd., S. 209.

217 Vgl. Yance, a.a.O., S. 347.

218 Ebd.

219 Vgl. B.M. Biswal u.a.: Effect of *Withania somnifera* on the Development of Chemotherapy-induced Fatigue and Quality of Life in Breast Cancer Patients. *Integr. Cancer Ther.* 12; S.312–322.

220 Vgl. S. C. Kaul, a.a.O., S. 157.

221 Ebd.

222 Vgl. D.R. Yance, a.a.O., S. 346.

223 Ebd., S. 344.

224 Ebd.

225 Ebd., S. 345.

226 Ebd.

227 Ebd.

228 Vgl. K. Elgar, a.a.O.

229 »Testosteron ist das Powerhormon«. *Vitaljournal,* Frühling/Sommer 2023. Abgerufen unter vitaljournal.de/01_2023/index-h5.html#page=40 [zuletzt geöffnet am 27.9.2023].

230 Vgl. »Lebensmittel für den Testosteronspiegel«. *Vitaljournal* Frühling/Sommer 2023. Abgerufen unter vitaljournal.de/01_2023/index-h5.html#page=42 [zuletzt geöffnet am 27.9.2023].

231 Vgl. L. Frölich: »Was zu Testosteronmangel führt und wie gefährlich er ist«. *Focus online* vom 31.10.2017. Abgerufen unter focus.de/gesundheit/praxistipps/testosteronmangel-was-dazu-fuehrt-und-wie-gefaehrlich-er-ist_id_7769994.html [zuletzt geöffnet am 27.9.2023].

232 »Testosteron ist das Powerhormon«. *Vitaljournal,* Frühling/Sommer 2023. Abgerufen unter vitaljournal.de/01_2023/index-h5.html#page=40 [zuletzt geöffnet am 27.9.2023].

233 Vgl. A. Mahdi u.a.: *Withania somnifera* Improves Semen Quality in Stress-related Male Fertility. *Evid. Based Complement. Alternat. Med.,* 2011. Weitere Studien in K. Elgar, a.a.O.

234 Vgl. M.K. Ahmad u.a.: *Withania somnifera* Improves Semen Quality by Regulating Reproductive Hormone Levels and Oxidative Stress in Seminal Plasma of Infertile Males. *Evid. Based Complement Alternat. Med.,* 2011; 94: S.989–996. Weitere Studien unter K. Elgar, a.a.O.

235 Vgl. A.A. Mahdi, a.a.O.

236 Vgl. K.K. Shukla: *Withania somnifera* Improves Semen Quality by Combating Oxidative Stress and Cell death and Improving Essential Metal Concentrations. *Reprod. Biomed. Online,* 2011; 22, S.421–427.

237 Vgl. N.D. Azgomi u.a.: Comparative Evaluation of the Effects of *Withania somnifera* with Pentoxifylline on the Sperm Parameters in Idio-

pathic Male Infertility: A Triple-blind Randomised Clinical Trial. *Andrologia*, 2018; 50.

238 Vgl. V.R. Ambiye u.a.: Clincal Evaluation of the Spermatogenic Activity of the Root Extract of Ashwagandha in Oligospermic Males: A Pilot Study. *Evid. Based Complement. Alternat. Med.,* 2013.

239 Die sieben Studien finden Sie bei K. Elgar, a.a.O.

240 Vgl. ebd.

241 Vgl. C.M. Manohar, a.a.O., S. 43–52.

242 Ebd., S. 48.

243 Vgl. S. Dongre u.a.: Efficacy and Safety of Ashwagandha Root Extract in Improving Sexual Function in Women: A Pilot Study. *Biomed. Res. Int.* 2015.

244 C. M. Jankowski u.a.: Sex-specific Effects of Dehydroepiandrosterone (DHEA) on Bone Mineral Density and Body Composition: A Pooled Analysis of Four Clinical Trials. *Clin. Endocrinol,* 90(2): S.293–330.

245 Vgl. S. Dongre, a.a.O.

246 bebodywise.com [zuletzt geöffnet am 27.9.2023].

247 Vgl. S.C. Kaul, a.a.O., S. 11.

248 Vgl. zum Thema Gewichtsabnahme mit Ashwagandha: C. Dnyanraj u.a.: Body Weight Management in Adults Under Chronic Stress Through Treatment with Ashwagandha Root Extract. *J. Evid. Based Complementary Altern. Med.* 2017; 22(1), S.96–106.

249 Vgl. K. Elgar, a.a.O.

250 Vgl. K. Narra u.a.: A Study of Efficacy and Safety of Ashwagandha Lotion on Facial Skin in Photoaged Healthy Adults. *Cureus* 2023, 15(3).

251 Vgl. S. C. Kaul, a.a.O., S. 136f.

252 Ebd. S. 121.

253 Ebd., S. 122 und H. Nakajima u.a.: *Withania somnifera* Extract Attenuates Stem Cell Factor-stimulated Pigmentation in Human Epidermal Equivalents Through Interruption of ERK Phosphorylation Within Melancocytes. *J. Nat. Med.,* 2012; 66, S.435–446.

254 Vgl. S.C. Kaul, a.a.O., S. 141 und G. Imokawa u.a.: Inhibitors of Intracellular Signaling Pathways that Lead to Stimulated Epidermal Pigmentation: Perspective of Anti-Pigmenting Agents. *Int. J. Mol. Sci.*, 2014; 15(7), S.8293–8315.

255 Vgl. K. Bharavi u.a.: Reversal of Cadmium-induced Oxidative Stress in Chicken by Herbal Adaptogens *Withania somnifera* and *Ocimum sanctum*, *Toxicology International*, 2010; 17(2).

256 Vgl. D.R. Yance, a.a.O., S. 344.

257 Vgl. ebd.

258 Vgl. S.C. Kaul S. 471f.

259 Vgl. Jessica Gannon u.a.: Effects of Standardized *Withania somnifera* on Depression and Anxiety in Persons with Schizophrenia Participating in a Randomized, Placebo-controlled Clinical Trial. *Annals of Clinical Psychiatry*, 2019; 31(2), S. 123–129.

260 Vgl. M. Forman u.a.: Merging Ayurvedic Ashwagandha with Traditional Chi Medicine Part 1. Foundation in Ashwagandha: Physiological Effects, Clinical Efficacy, and Properties. *Curr. Res. Complement Altern. Med. CRC*, 2018.

261 Ebd.

262 Vgl. K. Elgar, a.a.O.

263 Vgl. N. Tandon u.a.: Safety and Clinical Effectiveness of *Withania somnifera* Dunal Root in Human Ailments, *Journal of Ethnopharacology*, 2020; 255.

264 Vgl. L.C. Mishra u.a.: Scientific Basis for the Therapeutic Use of *Withania somnifera* (Ashwagandha), A Review. *Alternative Medicine Review*, 2000; 5(4), S. 334–346.

265 Vgl. P.K. Maukherjee u.a., a.a.O.

266 Vgl. G. Engels, J. Brinckmann: Ashwagandha. American Botanical Council, *HerbalGram*, 99, S. 1–7.

267 Ebd.

268 Ebd.

269 Ebd.

270 Ebd.

271 Vgl. N. Tandon, a.a.O.

272 Vgl. American Botanical Council, a.a.O.

Bezugsquellen

Die meisten der im Buch erwähnten Produkte sind in gängigen Naturkostläden erhältlich. Sie können sie auch direkt über unseren Onlineshop www.narayana-verlag. de in der Kategorie »Naturkost« erhalten. Dort finden Sie ein großes Sortiment an ausgewählten Naturkostprodukten.

Auch Nahrungsergänzungsmittel unserer Eigenmarke »Unimedica« und viele Superfoods sind dort erhältlich.

Naturheilkunde
Ernährung
Fitness & Sport
Akupunktur
Mensch &
Tier

In unserem Webshop

www.unimedica.de

finden Sie nahezu alle deutschen Bücher – und eine umfangreiche Auswahl an englischen Werken – zu Naturheilkunde und gesunder Lebensweise. Zu jedem Titel gibt es aussagekräftige Leseproben.

Außerdem stehen Ihnen ein großes Sortiment ausgewählter Naturkostprodukte sowie Nahrungsergänzungsmittel unserer Eigenmarke „Unimedica“ und viele Superfoods zur Verfügung.

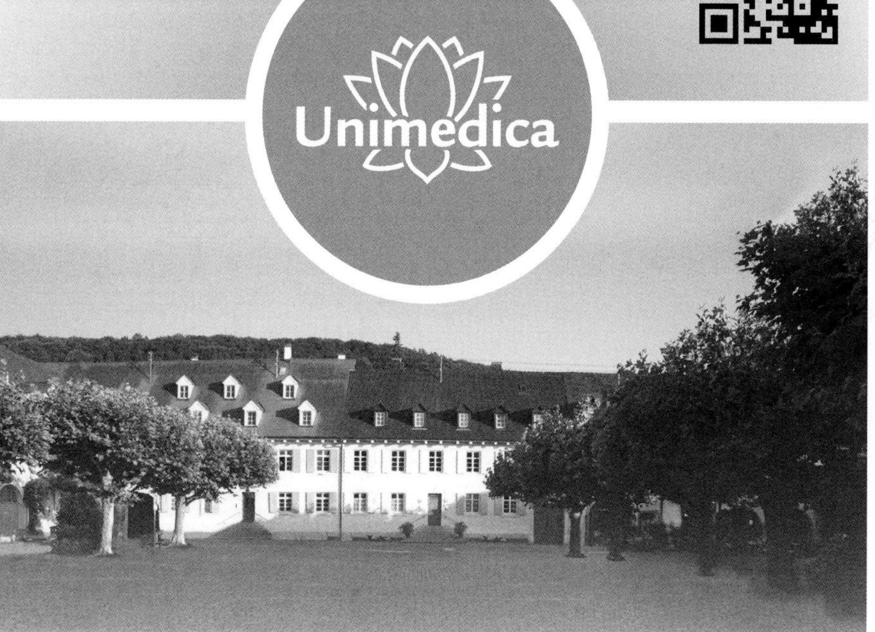

Blumenplatz 2 • D-79400 Kandern • Tel: +49 7626 974 970-0 • Fax: +49 7626 974 970-9